薛伯寿国医大师
和合思想传承心悟

姚魁武 ◎ 著

科学技术文献出版社
SCIENTIFIC AND TECHNICAL DOCUMENTATION PRESS

·北京·

图书在版编目（CIP）数据

薛伯寿国医大师和合思想传承心悟 / 姚魁武著. —北京：科学技术文献出版社，2018.12（2019.12重印）

ISBN 978-7-5189-4875-8

Ⅰ.①薛… Ⅱ.①姚… Ⅲ.①中医临床—经验—中国—现代 Ⅳ.① R249.7

中国版本图书馆 CIP 数据核字（2018）第 238141 号

薛伯寿国医大师和合思想传承心悟

策划编辑：巨娟梅　责任编辑：巨娟梅　责任校对：文　浩　责任出版：张志平

出　版　者	科学技术文献出版社
地　　　址	北京市复兴路15号　邮编　100038
编　务　部	（010）58882938，58882087（传真）
发　行　部	（010）58882868，58882870（传真）
邮　购　部	（010）58882873
官 方 网 址	www.stdp.com.cn
发　行　者	科学技术文献出版社发行　全国各地新华书店经销
印　刷　者	北京虎彩文化传播有限公司
版　　　次	2018 年 12 月第 1 版　2019 年 12 月第 2 次印刷
开　　　本	710×1000　1/16
字　　　数	133千
印　　　张	13　彩插8面
书　　　号	ISBN 978-7-5189-4875-8
定　　　价	58.00元

薛序

　　入室弟子姚魁武主任医师是我的传承博士后，在博士后工作期间他展现出了优秀的中医传承能力和学习能力，对我的学术思想理解认识深刻，并能灵活运用于临床。魁武业务能力突出，荣获多项国家级荣誉，享受国务院特殊津贴，入选国家百千万人才工程，被评为国家有突出贡献中青年专家。和合思想是他在广泛学习中国古典文献、深入总结我的学术思想并多次与我进行交流探讨以后提出的。后几经撰写修改，增加了临床的一些实践体会，终成此书稿。这部书作为他多年勤勤恳恳躬身于中医工作的成果代表，让我看到了他对于传承中医的热情，看到他对于中医传承所做的努力。看到他取得的成绩，我深感欣慰与自豪。

　　他在中医传承、中医发展方面所做的工作是值得肯定的，他书中所提及的有关和合思想的认识和观点我也是赞同的。和合思想渗透于中医药学理论与实践的方方面面，和合哲学既是中医药学发展的活水源头，亦是中医药学所追求的至高境界。《太平经》言："阴阳者象天地以治事，合和万物，圣人亦当和合万物，成天心，顺阴阳而行。"和合正是从自然宇宙、天地、社会、心身诸方面达到掌握阴阳之妙道，和合同时强调宏观与微观紧密结合，既重视宏观，又追求"至道在微"。和合是中医临床疗效的保证，但和合绝非"借平和以藏拙"的做法，而是强调遵从淳朴自然唯物辩证"道尊中和"的象思维原则，以达和谐太和之美满之境，顺应自然人体"和而不同"的特点，运用"合其不和"的手段，于平和之中见神奇，最终"以致和合"。

我常对弟子们说，中医药学植根于道，学习中医要重视《道德经》，魁武在这部书中关于和合思想的叙述离不开道家思想，"无为而无所不为""道法自然"应当一直是我们追求的目标，和合美满之境也是我们的理想。和合之学，为中医之道的学习提供了一个方向。此部著作相较于单纯示人以方药学习的书籍文章而言，更侧重于从"道"的层面示人以法。但此书也穿插介绍了一些病案，分析说理清晰，有助于理论联系实践。因此，此书对于启发中医思维、拓展临床思路有着很好的作用，值得借鉴学习。

通过这部书，我看到了魁武传承中医的决心和平日里所下的功夫，祝福他能在中医道途之上越走越远。此书是他多年心血的结晶，也是他的第一部著作，我认为此书有着较高的学术价值、应用价值、社会价值，故欣然作序。

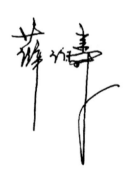

王序

　　姚魁武医师为国医大师薛伯寿的传承博士后，潜学经典，师承名家，感悟医道，著成《薛伯寿国医大师和合思想传承心悟》，书将付梓，邀我作序。细读书稿，品味良多。

　　"和合"者，圆融和顺、协调和谐。《广雅·释诂三》云："和，谐也"，《说文解字》释："合，合口也"。和合之道，源于自然，求和而存异，强调整体相合，和而不同。物和则发荣滋长，协调共济；人和则文明繁衍，传承创新。《素问·至真要大论》说："谨察阴阳所在而调之，以平为期"，平即和也。

　　《论语·学而》认为："礼之用，和为贵。"医者仁心，谦和待人。古贤认为，"和合立德"强调医德修养，仁爱平等，注重德艺双馨。《周易·乾卦·象辞》曰："乾道变化，各正性命，保命太和，乃利贞"，故"和合太和"，阴阳互生互制，协调平衡，是为关键。古之大医者，"和合虚静"，寓"为之于未有"，本"无为而有治"，身临其境，心处虚静，顺自然变化之律，遵生长收藏之理，"天人合一"，臻至永恒。

　　《礼记·中庸》强调："致中和，天地位焉，万物育焉"，人类的进步遵从自然之理，社会之规，生命之律。故《国语·郑语》载："夫和实生物，同则不继。"中华文化历史悠久，内涵丰富，其和而不同，具有兼容并包、

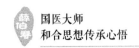
与时俱进的先进性，为创建文明和谐社会提供原动力和文化支撑。

心者，意也，志也，思也，智也；悟者，体悟也，感悟也，渐悟也，顿悟也。《灵枢·本神》曰："所以任物者谓之心，心有所忆谓之意，意之所存谓之志，因志而存变谓之思，因思而远慕谓之虑，因虑而处物谓之智。"中医之象，以法驭医，以道驭术，是书承国医大师薛伯寿名家之方技，传中华医道之文明。发心为民，循道济世，精诚服务人民，助力健康中国，是为序。

王阶

2018 年 11 月于北京广安门

宗性序

自古以来，为医者总是秉持一颗济世救人的仁爱之心，宅心仁厚之士方可成为良医。这些古风和主张，源于我国古代医疗事业。医学的理论基础植根于广博的传统文化中，是以医师群体不仅有扎实的医学理论，还具有深厚的人身修养，因此他们在济世救人中，往往会得到社会大众的普遍认同和尊重。

今世中医名家、国医大师薛伯寿，不仅是我国著名的临床学家，更是全国医德标兵。薛老热爱中医，刻苦钻研，深入医海，触类旁通，秉持学以致用的精神，继承传统中医仁心济世的美德，在六十年来的行医生涯中活人无数，深受患者的尊崇。薛老医术精湛，博采众长，同时还注重中医理论的研究和探讨，并在实践中总结经验，在继承师长中医理论的基础上，有自己独到的中医理论修养，成为当代杰出的临床医学家。薛老是中医大家，不仅自身理论修养宏博，还重视师承教育，他不断发展和充实医学理论体系，还在弘扬中医精神和拓展中医药事业的过程中，悉心指导学生的中医药理论研究和实践探索。

我与魁武君，在青年组织里相识。魁武君是中青年中医名家中颇具传统医学精神的佼佼者，投身于中医药事业时，勤求古今中医思想，传承薛伯寿国医大师学术精髓，学术成果颇多，临床效验非常。其在薛老指导下所提出的和合思想是对薛老所强调的"道法自然""尊道贵德""和"等观点的总结阐述。他曾多次在国家级的学术会议及薛伯寿教授思想传承会上对和合思想的内涵及临床价值进行宣讲分享，并得到了薛老的高度认可和赞扬。在薛老与魁武君师徒间默契的传承中，我们看到了中华文化师道庄严忠实践行者的身影。

和合作为阐释生命、疾病和治疗的原理，它符合"天人合一""天人相应"学说的基本内涵，是阴阳、五行、八卦学说的核心表达，是充满自然智慧、中医智慧的新思想。我认为这部关于薛伯寿教授和合思想的著作是有着重要临床意义和学术价值的，有着较高的学术水平，尤其是对于中医传统思维的启发和建立有着很强的指导意义。此外，本书包涵了很多关于中国古代优秀传统文化的内容，因此说这本著作不仅对传统中医的振兴有着重要意义，而且对于中华传统文化的传承发扬也有着一定的社会价值。

魁武君在大作中提到，"中医应当是哲医家，中医师应当是治病的战略家、艺术家"，我深以为然。魁武君的这部著作，对于临床工作者提升哲学思维是有着启发和借鉴意义的。

魁武君的大作面世，我内心既充满了对薛老的敬意，也对魁武君表示深深随喜，有俚句两首汉俳曰：

仁者寿而勤，伯仲不计平常心，和合万户春。

魁星耀彩楼，文治武功一肩修，橘井泉香流。

是为序。

中国佛教协会副会长
中国佛学院常务副院长
成都文殊院住持宗性法师

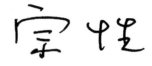

于雪泥居

2018 年 12 月 1 日

自序
用我一辈子向您学习

2007年的9月1日，我揣着中医科学院的调令，离开了生活学习六年，离颐和园不远的绿色琉璃瓦屋顶的建筑群——西苑医院，来到广安门医院报到上班。医院安排我到医务处熟悉医疗管理工作。百无聊赖时刻，中国中医科学院和国家博管会为了切实地高层次传承和发扬名老中医学术思想，启动了首批中医药传承博士后工作。于是，我三生有幸，成了薛伯寿老师的传承博士后，于是，有了我更为深刻的一辈子的中医情缘。说这句话，是因为我认为在博士后工作之前，虽然在多位老师的引领下，我还没有真正进入中医临床的门内，没有充分体会到中医效如桴鼓的临床疗效，只是在中医浩瀚的知识中有所梳理。那还不能算是中医临床的精英教育。当然，那是我后续学习不可或缺的重要部分，也为我的中医科研道路打下了坚实的基础。

半年的时间，先认真、努力地熟悉了薛老的泰兴口音。薛老诊病，详细问完主要症状后，就会认真地了解每个病家的生活、工作、心理状态，力求从根本上找到出现这些疾病的原因，审因求因，根据机体最根本的状态来进行辨证。徐灵胎《兰台轨范》有云："欲治病者，必先识病之名，能识病名，而后求其病所由生，知其所由生，又当辨其生之因各不同，而病状所由异，然后考其治之法。"然也，这句话是师父诊病过程的最佳写照。

综师父所总结，大抵总归情志不畅、工作压力、饮食不节、运动过少、瞻前顾后、欲望太多，继而导致气血失调、阴阳不和、寒热错杂、清浊不分、升降失常……。由此，调理肝脾、气血同调、升清降浊、燮理阴阳、寒热同用之治法备焉，是以广义的"和法"存在了。所以很多跟过师父出诊的弟子都总结了常用的柴胡剂、升降散、乌梅丸、交泰丸、诸泻心汤的使用心得，这就不难理解了。另外，师父作为外感热病大家，平时接诊了大量的热病患者，在温病的治疗中也是伤寒、温病融会贯通，寒温同用，不独尊一家。这难道不也是中国"和"的思想？

在用药方面，我经常和患者及我的研究生讲，"一个高明的中医，一定是把处方用药的寒热温凉把握非常恰当的医生，单纯的一种治疗法则，难以面对当下病人复杂的内环境，也就是疾病的复杂病机"。热病出现，单纯大队清热解毒药肯定效果不理想；某些虚证的存在，一味地温补也势必不能补偏救虚，说不定还会火热并行。

中医学是中华传统文化的瑰宝，中医学具有独到的诊治手段。中医学对于疾病的诊断从宏观角度辨证精准。当下，中国中西医结合的医学模式显现出了其他医学不能具有的互补优势。薛老倡导宏观辨证和微观辨证相结合，推崇"至道在微"，把现代医学的理化检查手段作为微观辨证的主要部分，认为这对于疾病的发展和预后判断非常重要。

西医治病，中医治人——一直被薛老奉为医者最高境界。熟悉薛老的人都知道薛老非常尊崇老子的《道德经》，他对道的理解和运用精准而恰当。薛老一直在用"道"来感化、引导病患向着有利于疾病治疗的方向发展。师父在开始把脉的同时，就开始针对基本病因进行健康心理状态、合理生活方式、正确运动观念的宣讲，包括道德为公、无私奉献、为人民服务、廉洁自律这些人生观、世界观、价值观的润物无声的忠告。薛老也会告诫病人，治病关键还是在病人本身，医生的作用是很有限的。只有病人自己转变观念、转变生活方式，也就是转变疾病发生发展的根本土壤，疾病才会向愈。

到此，可以看出"和"的思想，无论在术的层面，还是在道的层面，已经浮现出来。所以在老师的指导下，《薛伯寿教授和合思想传承研究》的出站报告顺利成文。"道尊中和，和而不同。合其不和，以致和合"的和合思想初步呈现。文既成，即想付梓。可总是觉得思辨内容颇多，实战经验偏少。薛老反复强调，要想写书，一定要认真，要看重读者的时间，千万不要浪费别人的时间。于是反复搁置，反复修改，将出站后近7年能够反映老师学术思想的典型病案不经意地撒在文中。心悟，重点在悟，悟出一代中医大家的学术精华，悟出这种学术精华对未来中医学发展的促进、对临床疗效提高的促进，也就起到了集结成册的目的。"以致和合"是和合思想的终极目标，各种中医学派的相互促进应该也是我们的初心。当然，书稿中可能也会有谬误，或者和他人观点相左，期待批评指正。

此时，耳边又响起陪老师出诊、外出会诊、开会时候师父浓重的扬州口音，想起对自己的谆谆教导。细思恩师教诲点滴，汇集涓涓舐犊恩情。翻阅前年自己诚惶诚恐给《薪火传承录——薛伯寿教授行医六十周年画册》所写的序："忆当年恩师不嫌愚钝，有幸列于门墙进行传承博士后工作。以蒲柳之质，忝为桃李。……然我辈皆知恩师已如参天大树巍然立于杏林，遂有志将恩师临证经验和学术思想发扬光大，普济惠民。"值此书籍即将付梓之际，唯愿师父和师母青山不老，学术长青！我用一辈子向您们学习。

这本书是我完成的第一本书，即将交稿之际难免回忆往事，感慨万千。回想世纪之初，从中原小城来到北京攻读博士，投在我国著名的两位中西医结合大家门下。两位老师之间亦为师徒衣钵，所以我能尽得中西医结合之精粹。王阶老师既精中西医结合之要旨，又擅纯粹中医经典的应用，屡屡经方起沉疴。王老师对中国传统文化的掌握，令我后辈汗颜，每每吟诵诗词、挥毫泼墨，彰显中医大家风范。更为重要的是老师对我慈父般的指引，令我难忘。也感谢老师为了给这本书题写书名反复修改数稿。陈可冀老师如高山般巍峨，平时寥寥数语即能点破迷津，点石成金。两位老师，我会用一辈子向您们学习。

再追溯，硕士研究生导师李建生教授以自己的身体力行，以及在三年读研期间对我的严格要求，让我养成了奋进向上、不畏困难、缜密思考的行事特点，这让我受益终生。来京多年，李老师时时的一个短信，几个字词就鞭策、鼓励跃然纸上，都让孤身在外的学生充满力量。我会用一辈子向您学习。

还有更多需要感恩的老师和朋友，人生最好的事情就是和各位的遇见。

是书成稿，我的研究生做了不少的工作。比如肖烨在文稿的整理方面付出了很多的心血，他非常能理解我的想法；潇潇、孟倩等诸位研究生在平时临床病案总结整理方面也做了很多的工作。后生可畏，虽然我也还算中青年，但是教学相长，平时与你们在一起也让我受益，谢谢你们，我也向你们学习。

中医学是一门伟大的医学，我将用一辈子向您学习。

前言

　　著名中医学家的学术思想和临床经验是中医学数千年来学术传承的精华所在，探索中医大家的成长成才轨迹，传承中医大家的学术思想和临床经验，培养并造就新一代优秀中医药人才不仅事关中医药学的前途命运，更与群众的健康、祖国的繁荣富强和中华民族的伟大复兴密不可分。传承是任何一门学科得以发展、延续的重要方式，中医学也不例外。有鉴于此，中国中医科学院高瞻远瞩，启动了著名中医药专家学术思想传承博士后研究工作，该项工作意义重大，我也正是通过此项工作得以循序渐进，走进了中医药学的奥秘之门。薛伯寿国医大师是我院著名中医临床大家，是著名中医药学家蒲辅周老中医的得意弟子，无论是诊治外感热病，还是内伤杂病，临床疗效均很显著。薛老多以仲景经方愈大病、起沉疴，追根溯源，是因为其处处以"和合"思想为做人做医的处世原则和临床诊疗指导原则，并在实践中发挥得淋漓尽致。一定意义上来说，"和合"思想是薛伯寿国医大师学术思想的精髓所在。

　　"和合"思想在中医学的发展历程中早有记载，不同医家对此有不同的理解和运用，薛老在前人经验的基础上，结合自己的临证体会，对"和合"思想进行了灵活运用和深度创新。我有幸得以师从薛伯寿国医大师进行博士后阶段的学习研究，认为"和合"思想体现了薛伯寿国医大师学术思想

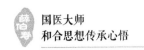
的主旨，为此特进行"和合"思想的传承研究。

　　作为一种"学术思想"，我认为其理论体系至少应该具有如下特点：其一，所形成的理论要有相对的系统性和完整性；其二，要有一定的创新、一定的高度，要有别于他人；其三，要能够指导临床，提高疗效，而且这种指导意义应该是别人可以复制的；其四，要具有一定的开放性和可延续性。历史上叶天士针对温病卫气营血不同阶段的治疗，制定了"在卫汗之可也，到气才可清气，入营犹可透热转气……入血就恐耗血动血，直须凉血散血"的原则，在现代临床中仍然具有重要指导价值，并且无论是谁拿来应用，只要辨证精当，都可收效，我们认为这才是名医学术思想传承的精华所在。所以对名医学术思想进行总结和整理应当充分体现这四个特点。

　　为此，本项工作在薛伯寿国医大师的悉心指导下，首先从薛老的学术发展史略追踪出发，较为系统地复习了中医学"和合"思想相关的文献，在初步提出几个相关提纲后与先生进行了深度访谈，并通过跟师临证和自己的再实践，系统总结、归纳了薛伯寿国医大师"和合"思想的渊源、主旨、要领和发扬创新，并试着运用循证医学的方法对"和合"思想进行验证和推广。此外，还局部总结了薛伯寿国医大师其他的一些学术观点，以待后来者进一步系统整理和挖掘。

　　博士后工作完成后，未再规律跟师，但随薛老外出会诊、保健会诊却越来越多，赴诊路上、会诊当下，更能够与师父就某一个问题展开交流，每次点点滴滴的记录，或笔记或录音，每次茅塞顿开之时，既贪婪于师父的无私倾囊，又踏实于此生有师父足矣！

　　作为青年中医，又作为所谓的高学历中医，心中一直为中医的发展自信着，也忧虑着。自入师门以来，对中医的感知从无到有，对中医从茫然到膜拜，一剂控制高热的速效，缓剂控制恶性心律失常的奇效，都让自己热泪盈眶！于是乎，一定要把自己对于师父所教授的东西的一些感悟写出来，传承下来，惠及他人！

姚魁武

2018 年 10 月

目录

第一章

薛伯寿国医大师史略

薛伯寿教授为江苏泰兴人，中国中医科学院广安门医院主任医师，是中国中医科学院著名临床学家。薛伯寿教授是全国医德标兵，首都国医名师，第三届国医大师，同时担任中央保健会诊专家，中国中医科学院著名中医药专家学术思想传承博士后合作导师，全国第三、第四、第五、第六批老中医药专家学术经验继承工作指导老师。

薛伯寿教授少年读书即受老师启发，了解到农村最缺医生而萌生了学习中医的想法，加之其祖母在其幼年时因霍乱去世，更立志学医救人。薛老从初中起就开始读《任继然医疗经验集》、朱颜《国药的药理学》。薛老就读高中时，其班主任为泰州市名中医之后，向他推荐第一志愿报考上海中医学院（现上海中医药大学）。由于他成绩优秀，如愿就读于上海中医学院。在六年的大学学习期间，他得到了程门雪、黄文东、章巨膺、陆瘦燕、石幼山、顾伯华、裘沛然、刘树农、陈大年、朱小南、张镜仁、张伯臾等众多名老中医的指导。薛老因为有志于学习中医，热爱中医，学习中努力钻研，尊师而谦逊，并学以致用，每年寒暑假都在家乡农村利用中药、针灸简便验廉的特点，为缺医少药的农民看病，疗效很好，受到了家乡人民的欢迎。

薛伯寿教授1963年从上海中医学院医疗系本科六年制毕业，分配到广安门医院工作，当时正落实周恩来总理"要给蒲老这样的老中医配2～3名徒弟"的指示，他有幸选拔成为当代著名中医学家蒲辅周先生的弟子。薛伯寿教授在蒲辅周先生的指导下，又反复系统阅读了《黄帝内经》《难经》，反复阅读《伤寒论》《金匮要略》，学习了《金匮翼》《金匮心典》《温病条辨》《温热经纬》《寒温条辨》《伤寒指掌》《王旭高医书六种》《医学心悟》《医宗金鉴》《傅青主女科》《临证指南医案》《内外伤辨惑论》《丹溪心法》等典籍。薛伯寿教授侍诊蒲老13年有余，孜孜不倦而尽得真传，继承了蒲老大量的宝贵学术思想和临床经验，成为蒲老最为满意的弟子，全面继承了蒲老擅长治疗外感热病的特点；又在自己的临床工作中博采众长，对蒲老的临证经验加以发挥。蒲老去世后，遵从蒲老"中医事业要靠你们自强"的遗愿，临床方面薛伯寿教授每天坚持在教研门诊出诊，并且一直早上班、晚下班，成为广安门医院门诊量最多的医师，这使他继承运用蒲辅周老中医经验救治病人有了广阔天地，从而学术水平和临床诊疗水平得到迅速提高。

教学方面，薛伯寿教授在长期的临床教学工作中育人极多，从传承博士后到邯郸的赤脚医生，从全国师带徒到卫生部西学中班学员，从本院后学到外地进修医生，薛老都言传身教，无私奉献。传授的内容从治国治家治身之道到临床宝贵诊疗经验，从修身养性的重要性到辨证处方用药的细微区别，从饮食养生到薛氏养生拳等。无论何时，薛老都诲人不倦、耐心指导。弟子们也将老师的临床经验运用到各自的实践工作中，皆获得良效。遇到解决不了的难题，也都推荐病人当面求诊于老师。师父每每看到弟子们临床及工作中的点滴进步都非常高兴，予以鼓励。他负责主办卫生部、中国中医研究院西医学习中医班共 10 届，他给学员讲授不论是经典著作，还是温病学、内科学这些应用性较强的课程，都能理论联系临床实践，并能结合蒲老的经验讲述自己的继承发挥，使博大精深的中医理论和奥妙无穷的治病经验都能够通俗易懂，甚为历届学员称颂佩服。四十多年来，他培养了大批中医、中西医结合的骨干，不少学员成了学术带头人。而薛老也在多次讲解蒲辅周先生学术医疗经验中每每有新的感悟和心得体会，使他较快地、较全面地继承了蒲老擅长治疗热病的特点，治疗内科、妇科、儿科疑难病症的经验。

在蒲辅周先生学术思想整理方面，薛老先后参与整理编写了《蒲辅周医案》、负责编写了《蒲辅周医疗经验》，这两本书分别获得了全国科技大会奖。他还先后发表了有关蒲辅周学术思想继承与发挥的论文数十篇，并主编《蒲辅周学术医疗经验——继承心悟》《蒲辅周医学真传——外感热病传承心悟》《蒲辅周医学经验集》，这些书籍被众多中医临床工作者奉为至宝，书中的经验字字珠玑，让学习者受益匪浅。

薛伯寿教授倾心于中医事业半个多世纪，成为目前中国中医科学院杰出的临床学家，1986 年，被国家科委批准为国家级有突出贡献的中医科技专家，即享受政府特殊津贴。2006 年被授予首届中医药传承特别贡献奖。薛伯寿教授无论在自己的日常生活中，还是在临床辨证施治过程中，无不体现了中国的"和合"思想，广义之和，为中医治疗八法的核心指导思想。日常生活中，薛老遵从"和谐""清静无为""为之于未有"的处世准则，讲究奉献，讲究养生，其鹤发童颜，身体轻盈，思维敏捷，充分体现了以

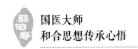
"和"为主导的养生思想的益处。而在临床实践过程中，无论立法遣方、用药剂量还是病人的生活调摄，更是处处以和合思想为指导，在长期的临床工作中形成了独特的临床诊疗特点，逐渐构建了自己涵盖医、哲、理系统的"和合"学术思想。

第二章

中医学师承制的重要地位

作为著名中医学家薛伯寿教授的传承博士后，我所做学术医疗经验探讨挖掘之研究，绝对离不开师承。博士后工作是师承深化研究的领悟，这项工作的研究领悟成果为老师所认可，之后才有幸成为薛老入室弟子，对薛老学术经验有了更深体悟，因此本书首做师承重要性之倡导。

中医药学是中华民族文化的一朵奇葩，对中华民族的繁衍健康做出了巨大的贡献。中医学是世界上唯一有数千年传承而且在不断发展的完整的医学体系，而中医药学的发展壮大离不开师徒传承这种重要的学习方式，要求达到青出于蓝而胜于蓝，在继承中发展创新。师承教育是中华文化源远流长的一种文明，无论在中医药学，还是天文、地理、人事、文学、艺术等，均可循寻传承思想的践行轨迹。中医药学在传承中善于融合自然、人文科学等发展创新的成果，中医文化是中华文化的结晶，名副其实。传承是创新与发展的基础，三者融会贯通合成一体。

第一节　中华文化师承教育的特点

经考察中国历史上所有文化的师承方式，有业师授受、家学相传、私淑遥承多种，这不仅使得我国各种文化现象得以保存，更是由于后来者的继承和发扬，使得其间名家辈出，学派流衍，卓有建树者甚多，或续其余绪者，或与师齐名者，或青出于蓝而胜于蓝者，蔚为大观。中华文化的典籍几乎皆源于师承，可以说是师承铸就了中华文明的发展。

儒家思想作为中华文化的代表，作为"和合"思想的重要理论来源，能传播发扬至今，与其师承谱系的丰富多元不无关系。儒而成为学，始于孔子。孔子而立之年，主张"有教无类"，打破学在官府的局面，开始传授儒家思想。孔门弟子三千，存在于各阶层，其中身通六艺登堂入室者七十二人。孔子教授弟子采用"因材施教"和启发问答式的方法，培养学生"学而时习之""温故而知新""学而不思则罔，思而不学则殆""知之为知之，不知为不知""三人行必有我师""不耻下问"等风范。有一次，孔子讲完课，回到自己的书房，学生公西华给他端上一杯水。这时，子路匆匆走进来，大声向老师讨教："先生，如果我听到一种正确的主张，可以立刻去做么？"孔子看了子路一眼，慢条斯理地说："总要问一下父亲和兄长吧，怎么能听到就去做呢？"子路刚出去，另一个学生冉有悄悄走到孔子面前，恭敬地问："先生，我要是听到正确的主张应该立刻去做么？"孔子马上回答："对，应该立刻实行。"冉有走后，公西华奇怪地问："先生，一样的问题你的回答怎么相反呢？"孔子笑了笑说："冉有性格谦逊，办事犹豫不决，所以我鼓励他临事果断。但子路逞强好胜，办事不周全，所以我就劝他遇事多听取别人意见，三思而行。"也正因如此高明的教育方法，如子羔之愚，曾参之鲁，子张之偏激，子路之粗鄙……均成大器。孔门后学虽学有所成者众，但其主张认识并不完全一样，战国初年也就出现了韩非所谓的儒家八派，这与孔子因材施教的教学特点有着直接关系，这也为儒家文化的多元发展提供了可能。此后，董仲舒"贯通天人"的儒学思想，程朱的"性即理"理学思想，象山、阳明的"心即理"心学思想，熊十力的"新儒家"理论皆是后世儒家思想流变的演义，对中华民族的发展产生了重要影响。

薛老喜好书法，因此我亦有所了解。中国书法的发展，更离不开师承。明学者、书法家杨慎在《墨池琐录》中说："今之笑学书者曰'吾学羲、献，羲、献当年学谁？'予诘之曰：'为此言者，非为不知书，也不知古今矣。羲、献学钟、索，钟、索学章草，章草本分隶，分隶本篆籀，篆籀本科斗，递相祖述，岂谓无师焉？'"意思是说，如今有人笑话学习书法的人，说我学王羲之、王献之，而王羲之、王献之当年又学谁呢？对此，杨慎批评他们说，说这种话的人不但不懂得什么是书法，也不知道书法一脉相承的发展过程。王羲之、王献之学的是钟繇和索靖，钟繇和索靖学的是章草，章草是在分隶的基础上创造出来的，分隶是在篆籀的基础上创造出来的，篆籀又是在科斗文的基础上创造出来的，这是一个追本溯源的过程，怎么能说是没有师承呢？书画一家，美术教育同样注重师承关系。唐代张彦远在《历代名画记》中曾说过："若不知师资传授，则未可议乎画。"张彦远在《历代名画记·卷二·叙师资传授南北时代》中指出："至如晋明帝师于王廙，卫协师于曹不兴，顾恺之、张墨、荀勖师于卫协，史道硕、王微师于荀昂，……各有师资递相仿效，或自开户牖，或未及门墙，或青出于蓝，或冰寒于水……"。不止书画，诚如戏曲、武术、诗词、雕刻等中华文化能够在历史不断的更替跌宕中一直绽放光彩，师承传统发挥着不可

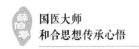
磨灭的重要作用。

纵观近代历史发展，可以发现在传承关系上出现了这样的特点：近代以前表现为严格意义上的师徒关系；近代以后，科学史上的师徒关系逐渐由研究者与助手之间的关系和师生关系所取代，这种关系又大多最终转变为同事关系；一人从多师的现象也逐渐增多。此种局面与以现代学院教育为主要模式的学院派兴起密不可分，随着现代教育制度的完善发展，师承传统势必遭受影响和冲击。当前，无论是教授医学，抑或科技人文等学科，都是以学院教育为主，师承传统的阵地严重萎缩。随着社会的发展和科学自身的发展，科学教育在学校教育中的地位明显上升，这可能是科学史中师承关系变迁的主要原因。此外，也可能与人口的增长、教育水平的发展、教育目标的转变、经济发展的人才需求、学科的发展特点有关。但是不可否认，学院式教育同样培养了大量人才。如当代中国"两弹一星"科技精英群体就是建立在名师、名校、名专业、名学历（学位）四要素基础之上的学院教育的成果，这其实也是对师承传统的发展。学院教育与师承传统并不矛盾，二者都是历史发展的产物。不可否认，相比师承传统，学院教育作为新兴事物，冲力十足。利用好学院教育发展大众教育的同时，仍应抱有坚持师承传统的决心培养精英人才。将科学预见、把握前沿的眼光得以继承和发扬，精心选才、因人施教的能力得以继承和发扬，情操高洁、人格至善的品性得以继承和发扬，学术民主、教学相长的学风得以继承和发扬，甘为人梯、乐于奉献的精神得以继承和发扬。考究这些特点，对于理解中医药的传承现象有着重要的意义。

同样，作为中国文化重要组成部分的中医药学，其存在和发扬光大自古不离师徒授受传承，《黄帝内经》以岐伯、黄帝师生问答而为师承之肇始，故中医之学为岐黄之学，自此，其后者每以"岐黄传人"称之。岐黄传人历代辈出，如活水源头，可谓"林断山更续，州尽江复开"。秦越人是医学史上第一个被列入史传的医学家，司马迁称他是中医学开宗明义的大师。《史记·扁鹊仓公列传》记载："扁鹊者……少时为人舍长，舍客长桑君过，扁鹊独奇之，常谨遇之。长桑君亦知扁鹊非常人也。出入十余年，乃呼扁鹊私坐，间与语曰：'我有禁方，年老，欲传与公，公毋泄。'扁鹊曰：'敬诺。'……以此视病，尽见五脏症结，特以诊脉为名耳。"扁鹊及其所传承的这一流派医家有四处行医的美德，如《禽经》所说"灵鹊兆喜"。东汉末期的名医华佗，在历史中经历了一个由人到神的过程，进而形成了华佗信仰，其传承在淮河流域尤为深刻普及。《中藏经》记载："华先生讳佗……性好恬淡，喜味方书，多游名山幽洞，往往有所遇。一日因酒息于公宜山古洞前，忽闻人论疗病之法……（老人）指东洞云：'右床有一书，子自取之，速出吾居，勿示俗流，宜秘密之。'既览其方论多奇怪，从之施试，效无不存神。"医圣张仲景更是继往圣绝学而繁茂杏林，林亿《伤寒论序》云："夫《伤寒论》盖祖述大圣人之意，诸家莫其伦拟，故晋皇甫谧序《甲乙经》云：伊尹以元圣之才，撰用《神农本草》以为《汤液》，汉张仲景论广《汤液》为十数卷，用之多验。近世太医令王叔和撰次仲景遗论甚精，皆可施用。是仲景本伊尹之法，伊尹本神农之经，得不谓祖述大圣人之意乎？"

中医师承壮大发展，形成了学派、中医世家。从一对一师带徒模式发展到学派是一个巨大的发展，学派的形成更有利于学术思想的总结传播和创新。在我国的中医学历史长河中，学术流派灿若群星。每一个学派的产

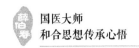
生都伴随着一种学术思想的成熟，但关于学派的定义众说纷纭。有以代表性人物命名的，如河间派、丹溪派；有以学科命名的，如医经派、经方派、伤寒派；有以观点或学说命名的，如补阴派、温补派、汇通派；有以地域命名的，如易水派、新安派、孟河医派、山阳医派等。总之无论何种命名方法，学派的形成，更有利于百家争鸣，更有利于学术创新。

同样不能否认的是，传统师承也存在一些问题。正如医圣张仲景所言"观今之医，不念思求经旨，以演其所知，各承家技，终始顺旧，省疾问病，务在口给；相对斯须，便处汤药，按寸不及尺，握手不及足，人迎趺阳，三部不参；动数发息，不满五十，短期未知决诊，九候曾无仿佛；明堂阙庭，尽不见察，所谓窥管而已。夫欲视死别生，实为难矣。"其中提到的"各承家技，终始顺旧"就直指这一问题。我国的中医师承在古代有很大一部分是以家族传承的方式存在，这也就是所谓的"中医世家"。当然，大多中医世家的传承较完整的保证了学术思想的传承，但也因封建旧思想的禁锢，使得一些学术思想丢失，中医学历史中也不乏那些因循守旧、怀揣门户之见、家传不外传的医家。也难怪当年孙思邈发出"江南诸师秘仲景要方不传"的感叹。中医发展至明代已走入门户之学的偏路，许多医家沿袭金元诸子，只取一家之言，排斥其他，或矫枉过正，意气偏激，形成了寒温水火纷争的格局。难能可贵的是，历史上也不乏那些开明的中医学家，比如张仲景受学于同郡张伯祖、公乘阳庆传医于仓公淳于意，他们都为打破家传师承之禁锢而努力着，明朝王肯堂也是其中一位。在当时他清醒地看到门户之偏对医学发展所带来的危害，他破门户之见，集百家之言，高瞻远瞩，博采兼收，倡导折中医风，致力于医学研究，撰成巨著《证治准绳》。王氏的这种治学观点和方法成为清代折中风气之先导，这对打破家传师承之禁制做出了贡献，对后人及清朝医学的发展都起到了莫大的促进作用。

张仲景提到的"各承家技，终始顺旧"的情况，古代有，如今亦不少见。靠着祖上传下来的几个方子赚个盆满钵满的大有人在，这与"今不如昔"的国人思维习惯有关，人们总觉得祖传中医水平更高。这就不得不提到人们常说的一句话——"医不三世，不服其药"。这是《礼记》中的一句话，现在多用来表达医家要三代做医生，才能请他治病。然而，这实是对古人意思的曲解，这个三世，不是三代的意思，三世是指：一《黄帝针灸》；二《神农本草》；三《素女脉诀》。精通这三项，是做医生的必备条件。所以，不通这三项者，不能算是医生，不能服其药，这是强调中医理论的传承。中医的疗效离不开师承，但并非唯师承才能培养出人才。私淑者、自学者成才亦有之。有些所谓的祖传、所谓的秘方不过是逐渐将中医发展禁锢起来的绳索。中医要发展需要师承，更要打破流传下来的陋习，我们应明白，师承不是因循守旧，正统的师承是教授一种方法，而非是几张处方。正如蒲辅周老中医对他的学生们说"我没有什么秘方、验方，我用的都是古人的方，要秘方、验方，去查书嘛，我教你们的是辨证论治"。

过去有的中医学派尽管规模宏大，但仍是专人传授、规范引导。现如今是一个信息开放的时代，某一学派的理论一旦运用媒体加以渲染运作便很容易失了本意。作为当前师承的主要存在形式之一，学派的发展不加以规范控制势必带来一些问题。比如某大师善用芒硝，拥趸者众多，其学生不加辨证盲目服用芒硝终致悲剧发生。再如崇尚使用大剂量姜附桂的火神

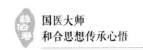
派热潮兴起，不少年轻学子觉得很霸气，盲目模仿。要知道，剂量的轻重与疗效的好坏并无直接对应关系。如今的学派不似古人严肃完善，凡是读过两本有关书籍就自诩某派，学风浮躁，观点偏颇，很容易出现问题。

中医的发展离不开师承，师承的发展离不开学派，要想了解一个学派，就要追本溯源，探其源流究竟。随波逐流、盲目模仿不是正途，严肃学风、规范学习才是传承中医的有效办法。

第二节　中医师承的价值和意义

"古之学者必有师。"子贡曰："夫子之墙数仞，不得其门而入，则不见百官之富，宗庙之美。"言其师者学问高深，求学者必入师门，方可得其门径，登堂入室，故学无师无以得高明，术无承无以得传薪。中医师承教育是以师承家传为主要形式，以跟师临证、口传心授、理论与实际密切配合、注重临床实践为主要特点的传统中医教育。纵览中医教育发展史，古代中医人才的培养模式大致分为五种形式，即世家传承、师徒教育、学校教育、讲学论辩和自学成才，其中世家传承是中医教育的重要途径，师徒教育是古代中医人才培养的主要形式。中医学作为实践性极强的经验医学，师承教育的价值与意义显得尤为重要，特别是在现代科技日新月异发展的今天，中医师承面临前所未有的挑战与机遇、危机与希望相存的关键局面。

一、师承遵循中医药学发展规律，是中医学教育的主导模式

中医之传承发展，历经千年，早已深深植根于中华文化。当代著名中医学家任应秋教授曾经说过："在中医学的发展长河中，医学与文学是密不可分的。可以说，凡医学之有成就者，无不娴于文学，亦只具有较高文学修养的人，才可能精通医学。"程门雪也曾说："名医必然饱学，断无俭腹名医也。"正所谓"文以载道"，不通文理难明医理。薛老就经常教育我们要多学习中华传统文化、多读经典。很多时候，中医治病处方讲求的是一种灵感、一种顿悟的表达。早在《黄帝内经·八正神明篇》中就有"昭然独明""慧然独悟"等记载。灵感和顿悟是长期学习积淀的迸发，只有具有丰富知识和经验，才能更容易产生新的联想和独特的见解。纵观中医学历史，博学广识、见识深远，是历代医家成功成才的必由之路，也是促进灵感迸发的必备条件。临床上不少治疗效果不错的老大夫，有时只是看看病人问问病人情况并未把脉就已经开出了方子，可能觉得这有些不认真，其实经验学识积累到了一定程度，一个细微征象就能让医生了解到病患的关键病机，由此围绕基本病机遣方用药而能治病求本。正所谓"一旦临证，机触于外，巧生于内，手随心转，法从手出"，正是一种灵感思维的表达。这种思维灵感的能力，通过自学积累可以获得，但难免要走些冤枉路。中医师承传统，就是起到了引领指导的作用，入门靠师父，修行靠自己。国医大师邓铁涛的师承弟子邹旭曾说："可以这么说，我在大学学习五年，在医院临床工作了十五年，我都没有入门。只是在跟师两年之后，我的中医才刚刚入门。"古时候师傅教授徒弟，很多东西只可意会不可言传，要收有悟性的徒弟就是出于这点考虑。我在临床上也曾多次对我的研究生说，中医临床是潜移默化的东西，是日积月累的，有些东西是讲不出来的，要多临床、多读书、多思考。

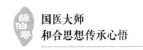

正如国医大师王琦所言"盖师承之教，以诵、解、别、明、彰为其法，以业师或家传之学熏陶、浸润为其养，以多诊识脉、恒于临证、揣摩、领悟积其能。"自古以来，师承教育就是中医药学发展的主导模式，是中医药学在历史长河中薪火相传的基石，是医学流派辈出的重要因素，可以说中医药学就是一部传承的历史。中医药学的经典著作《黄帝内经》《难经》《神农本草经》《伤寒杂病论》《金匮要略》等，均是在传承中得到积淀，在不断的实践中得到发展。易水学派创始人是张元素，他在《黄帝内经》《中藏经》的脏腑辨证基础上，结合自己的临床实践，以脏腑的寒热虚实来分析疾病的发生和演变，形成了一套脏腑辨证理论体系，其弟子李东垣创立脾胃学说、王好古提出"阴证论"、罗天益推崇三焦辨治，易水学派的理论为明代温补学派的形成奠定了基础。

中医是临床医学，是实践为主的医学。师承教育的最大特点就是以临证贯穿于教学过程的始终，将课堂教学与临床教学合二为一，老师的临床经验、学术思想、诊疗风格、医术医德等方面的临证实践将深刻与理论结合，同时在积极主动的实践中教学相长、融会贯通。作为一种中医思想，一种传承之道，"和合"思想时刻蕴藏于薛老对我们的教导中。

我曾治一友人，因受凉后体温升高、喑哑咽痛伴咳嗽，辨为风寒束肺，以三拗汤、银翘散、升降散加减，具体处方如下：

炙麻黄 8g	杏仁 9g	炙甘草 10g	金银花 12g
连翘 12g	桔梗 10g	芦根 15g	蝉衣 4g
僵蚕 6g	姜黄 6g	炒栀子 10g	陈皮 8g
前胡 10g	桑叶 9g	枇杷叶 10g	炙紫菀 10g

服药第二天病人体温降至正常，但咳嗽未减，咽痛加重。后持续服上药三天，咽痛稍缓解，咳嗽仍剧，不能缓解。我思索再三后执方请教于薛老。薛老言："你选方不错，思路也对。但要注意，如果热象不是很严重的话，银花用量不要太大，方中银花12g，还有连翘，这样麻黄的发汗作用就会受到很大影响，发汗力量也就微乎其微了，加上药性偏凉，咳嗽自然难以速解。"薛老寥寥数语，令我茅塞顿开，遂结合患者当下情况调整处方：

炙麻黄 5g	杏仁 9g	炙甘草 10g	桔梗 10g
芦根 15g	蝉衣 4g	僵蚕 6g	姜黄 6g
前胡 10g	桑叶 9g	枇杷叶 10g	炙紫菀 10g
沙参 12g	豆豉 8g	炒栀子 10g	

三剂后电话随访，病人咳嗽已明显缓解，咽痛消失。关于此则病例中的疑惑，薛老一语即道出问题关键。这正是其寓教于临床的生动典范。由此我也认识到，薛老用方，"经时和合，不拘原方，常有加减；药性和合，寒热同施，必有主药；剂量和合，轻重君臣，定要灵活"。

中医"师带徒"的传术授业模式，是由中医自身体系所决定的，中医师承在现代以院校教育普及的时代应得以回归，以打造真正的"铁杆中医"。然而，现实情况是复杂的，国家中医从业人员数量虽有增加，但整体中医辨治水平仍有待于进一步提高，一些中医的特色优势正面临后继乏人的窘境。以外感热病的诊疗来看，这块阵地上还有多少中医人在坚守？我们现在培养的中医学子还有多少能治疗自己一个小小的感冒发烧？蒲辅周老先生曾经说过"外感热病是中医宝库中最为可贵的部分，中医辨证论治水平的提高，关键在外感热病证治过程，脱离外感热病，只治内伤杂病，难以铸就高水平的中医!"薛老也常教育我们"外感热病诊治是提高中医及整体医疗水平的关键。中医欲成大医,须善治外感热病,尤其是传染病,须融会贯通伤寒、温病、瘟疫学说"。 而目前,对于发热性疾病的诊治,中医角色严重缺失,人们过度依赖抗生素。中医几乎成了"慢郎中"的代名词,这是中医学术发展不均衡、特色流失的结果。好在这种局面正在慢慢改变。2017年底、2018年初面对广为肆虐的流感,国家卫生主管部门、医院、病人对中医药的使用有了一个更充分的认识,对抗生素的管控、使用也变得更为严格,这是一个好的苗头。不仅仅是外感热病的中医诊疗需要振兴,中医传统的全面继承、优势特色的保留都需要一种方法来保证,以口传心授、耳提面命为特点的传统师承制就很大程度上保证了中医发展的完整性。

二、中医师承推动中华文化的传承与回归,引领东方文化的主流

中华文化是中华民族的灵魂,回归中华文化的大趋势在我们的时代已经到来。王阶教授曾说:"中医药文化根植于中华文化,同样具备了中华文化的精神特质。中医药文化所包括的天人合一、重视正气、辨证论治、以人为本等价值观都体现了中华文化的和而不同、整体观、辩证思维的精神特质。"中医文化是中华民族优秀文化的集中体现和优秀代表,中医文化的回归无疑将极大地促进中华文化崇尚的热潮。中医传承与中华文化的传承一样,实现文化传承的科学发展是文化传承的最终目标,要研究文化传承的规律,创新文化传承理念和实现形式,充分发挥文化在推动科学发展、构建和谐社会中的重要作用,使文化传承更能体现民族性和时代性的特征，促进文化的大繁荣、大发展，构建中华民族的共同精神家园，推动中华民族伟大复兴的早日到来。中医师承使中医文化氛围更为浓郁芬芳，师承实践中老师的言传身教，其所融合的中医哲学思想与中医临证思维，会极大地提高学生对中医药学习的兴趣、掌握效率及坚定中医药传承与发展的信心。

中医文化是中华文化的重要组成部分，中医各种理论、各家学说中渗透着中华文化的血脉。中医阴阳学说、五行学说、精气学说及脏腑经络学说等，都是在中医实践中与中华哲学水乳交融的结晶。中医药学的基本特点是整体观念、辨证论治，亦是在中华哲学的思想下孕育发展的。《备急千金要方》中指出："不读五经，不知有仁义之道；不读二史，不知有古今之事；不读诸子，睹事则不能默而视之；不读《黄帝内经》，则不知有慈悲喜舍之德。"现阶段中医师承教育秉承了中华文化的优秀传统，尤其在结合现代科技后又得到不断的发展。现代科学技术、计算机技术、数据挖掘技术都有效辅佐了中医传承的发扬光大。

三、师承是造就名医的摇篮，是理论与实践发展取得突破的关键

看古往今贤、杏林医圣、国医大师、首都名师，家传师承宛然是造就大师的摇篮。薛老本科就读于上海中医学院，曾受到多位大师的指导，毕业后被分配到中医研究院工作，拜师"热病国手"蒲辅周先生，侍师十三载，得蒲老真传，临床亦擅治热病。我随薛老外出会诊多次，顽固高热、多年低热等顽疾、重疾薛老无一例不应手取效。受薛老熏陶，临床上我虽为心血管专业医生，但常治外感发热病，尤其是小儿发热疾病。每当患儿

药后热退,既欣喜于中医药的神奇疗效,又深深感动于薛老的教导。再如中医药学发展的典型代表"新安医学",从古至今,名医辈出,其学术传承上,重视师门家法。新安名医世家传承三代以上至十五代乃至三十代的共有139家,世家名医300余人。其中"张一帖内科"可以说是新安医学影响较大的世医家族之一。从明朝嘉靖年间"张一帖"得名算起,世代为医,传承至今已有460多年的历史,"张一帖"传承不衰在当代杏林传为佳话。国医大师李济仁、张舜华夫妇作为"张一帖"第十四代传人,家传、授徒全面开花,进一步促进了"新安医学"的发展繁荣,更为中医药学的发展做出了重要贡献。"新安医学"的繁荣,可以说是师承传统完整继承发扬的一个典型代表。

中医师承体系主导着中医学术与中医临床发展的方向,在顺应中医药学发展规律中也主导着其瓶颈的突破。师带徒教学方式的一个重要优势就在于师徒之间总是时时、事事相随,老师随时都可以利用一切机会,进行言传身教,适于各种知识的传递。老师数十年、甚至数世系的中医临证实践经验与总结的结晶,在师承的环境中,使学生在生命、健康、疾病、人类、自然、宇宙等领域对深刻的中医文化有全新的认识。薛老现在已是国内非常著名的中医大师了,被评为第三届国医大师,可每每谈及自己的临床经验,他总是说我不过是将蒲老的经验传承了一点、发扬了一点,这种谦逊的态度非常值得我们学习,同时这也生动地证明薛老的成功与师承蒲辅周先生是密不可分的。

大师是在师门的培育中成长起来的,足见师承的重要价值与意义。老师的指点会极大地促进学生的觉悟,给创新以无穷的动力源泉。中医实践中所累积的综合临证效应将引导学生产生攻克病症的决心与信心，以扶伤济世，愈含灵之苦。中医药学的发展在实践—认识—再实践—再认识的循环中不断升华，师承体系合乎中医学术体系，在临证实践中所历经的觉悟，以及在循证中所证实的觉悟将使中医药学理论与实践发展取得不断突破的成绩。

第三节　关于中医师承发展的建议

从周恩来总理 1963 年初倡导给名老中医配徒弟，当年中医院校毕业的学生，在党的领导下，掀起拜名老中医为师的热潮，分配到中国中医研究院的学子，全部分配拜了名中医。中医师承现在已经纳入国家教育施行的规范中，与院校教育等多种模式协同发展，相互融合，优势互补，将来师承教育依然会有重大作用，至少师承教育是解决中医药发展瓶颈与铸就大师的最重要途径。但是目前师承教育远远没有在中医药学的发展中发挥应有的作用。针对这一问题，我有以下几方面的建议。

一、中医师承应在本科生教育中积极拓展

院校模式从 1956 年首批中医学校诞生后，发展到现在数十所中医药院校，所培养的对象是符合一定条件、达到一定标准的一批人，这一批人接受的是统一的教育。"读经典，多临床，拜名师"是古今中医临床人才培养的重要可靠经验，其中蕴藏着中医教育实践的某种真谛和内在规律。《黄帝内经》云："得其人不教，是谓失道。"《察病指南》道："能医人多矣，能

使人皆能医人不多也。盖以医医人有限，以医教人无穷。"孔伯华亦曾说："病者有所依，必先从教育人才始。"中医院校本科培养阶段是当前中医药学人才储备的关键，本科生的中医药教育将影响中医药事业的革新与发展，故尤当重视从本科生抓起，奠定本科生中医传承的脉系。师承教育在本科生中虽然已取得了不少进步，如遵循中医学科特点和发展规律，在高等中医药院校实行本科生导师制，是高等中医教育与师承教育的契合点，但仍然需要解决师承教育中中医思维、中医文化及临证等方面的问题。本科阶段中实行师承教育无疑将主动与积极地引导本科生的大中医文化兴趣，让一批名中医、老中医亲自指导学生，从临证实践中培养学生的中医综合素质，从而使新一代青年引领中医文化的发展。

不同于"幼承庭训"的中医世家子弟，亦不同于"一个秀才半个医"时代的文人秀才。现如今中医院校学生在本科阶段以前大部分未接触过中医理论，古文基础大多也比较薄弱。基于这种现实情况，本科教育要注意强化中医经典教育，侧重中医思维的锻炼培养。

这里不禁想起曾经的"五老上书"一事。由于当时北京中医学院（现北京中医药大学）教学存在问题，任教其中的五位中医专家于道济、陈慎吾、秦伯未、李重人、任应秋联名给原卫生部写信，提出修改意见。由于当时社会情况复杂，五老振臂高呼之言未能给当时中医之教育带来改进，但其中不少真知灼见是至今仍有借鉴意义的。比如针对中医基本功不扎实、古文程度太差、中西医学学时分配不合理、临证不足等问题都提出了解决意见，是很值得参考重视的。

二、研究生教育应强化中医师承教育

中医研究生教育是中医传承教育与现代高等教育相融合发展的结果，是中医时代化的内在需求。然而中医研究生教育的中医学术与临床培养却面临诸多问题与挑战，包括临床实践欠缺、中医基础理论根基较浮浅、中医文化淡化、中医思维西化等，以致中医的生命线——临床疗效遭遇抨击。在研究生教育阶段，可以尝试从医院拜师学习到向全省以至全国名老中医拜师学习；医院医师尝试向教师角色转变，逐渐增加带徒教学比重，传授临证思维方式方法和临证经验。研究生教育应当回归到中医师承教育之中，中医研究生应有名老中医专家指导，多临证实践，多肩负中医药学"我主人随"的理念与行动，弘扬中医文化与中华文化思潮。总之，师承教育应贯穿在中医研究生教育的主干线中。

研究生教育不同于本科阶段侧重课堂教育的培养模式，研究生阶段应有更多的实践机会、临证机会，应以培养高水平的中医实践型人才为主要目标。民国时期，尽管国民政府卫生部公开压制中医教育，当时甚至讨论了"废止中医案"，但当时的中医药界先贤不畏艰难，努力扩充培植中医人才，谋求师徒传授改进之计划，自发兴办医学教育。其中丁甘仁及其子丁仲英于1921年创设上海广益医院，办院宗旨一是使在校学生有实习机会，二是嘉惠贫病。因之门墙桃李遍及全国，其中程门雪、黄文东、王一仁、秦伯未、许半龙、章次公、王慎轩等中医名家，多曾于广益医院实习或工作。丁氏逝世后，后人撰《丁甘仁墓表》记曰："欧风东渐以来，厌故喜新者，每讥中医蹈于虚，非若西医验诸实，先生雅不以为然，惟中医良莠不

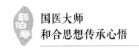
能齐，且西医院校遍沪上，中医独寂无所闻，亦未尽整齐鼓舞之方。于是创设中医专门学校、女子中医专门学校以毓才；复建南、北广益医院以施诊，而延名师肩其任。学医者业既日精进，而慕院校之裨益人民者，闻风相继起。"也正是由于丁氏等一众中医先贤重视中医之实践教育，聘名师以授课，设医院以育才，才得以使沪上名医辈出。

反观如今的中医研究生教育，无论是平日多在病房进行住院医师规范化培训的临床型研究生，还是多集中精力于动物实验的学术型研究生，其中很多人是缺乏中医临床专门指导的，更有一些已学至博士学位的中医研究生却对中医临床兴趣寥寥。基于此种现实情况，中医师承教育迫切需要从医院、各大中医院校被唤起，从临床被唤起，让中医师承回归中医教育，让中医学子回归中医临床。只有通过师承教育强化研究生的临床学习积累，才能造就真正具有中医思维和实践能力的应用型人才。万不可因为"研究"丢了临床，毕竟中医的生命在于临床疗效。年近中岁自学成才的岳美中先生回忆起自己学医之经历时谈到，"回过头来看，也有两个有利条件。一是十几年的旧教育，培养了读书的能力和习惯；二是几十年来未脱离过临床。我的注重临床，起初是经济条件不允许去进行专门的理论学习和研究。后来，也是我认识到中医学术的奥妙，确在于临床。"岳美中先生虽无家学师承，但通过在临床自学摸索亦成一代大师，可见临床之重要。师承为中医学习锦上添花之法，但若仅图跟过某名师之虚名，而不去努力学习继承其医疗经验，使师承制流于形式，所谓师承便失去了其原本的价值，这是可悲的。

近代以来，西方"求实"科学观念强烈冲击着以阴阳五行为理论基础的中医药学，中医药学经历了质疑声讨，也进行了奋争自强，中医药学存活了下来并不断壮大着。时至今日，中医药学也进行着自己的科研工作，其中现代科学观念对于中医药科研的影响也日渐显露，在中医科研上，要意识到中西医学的理论基础不同、指导思想不同，中医药学更需要的是中医特色的研究，中医科研的最终目的是要指导中医临床，总试图以现代医学思维去解释中医的做法有待商榷。对于科研型中医药专业研究生来说，研究固然占用了大部分时间，但也不能因此就抛弃临床，因为只有从临床中来，才能获得更多的启示和灵感。赵绍琴老中医就曾说过，"怎样通过科研发展中医学？我认为有两方面，一是理论探讨，二是临床研究。理论研究应当以临床问题为对象，以临床资料为基础，以指导临床为目的。理论研究不能脱离临床而孤立地进行。说到底，中医科研的根本出路在于临床。"因此，师承教育不应只关注专业学位的研究生，科研型研究生亦需得到相应的临床学习与指导。

三、师承教育应置于国家战略高度

师承教育承载了数千年来中华文化的发展与繁荣。在与时俱进的现代，我们尤应重点考虑师承教育模式的优势与价值。把中医药师承制教育放在中医药发展史和中医药教育史大背景中进行考察，以教育质量管理理念为指导，抓住关键环节，强化目标管理，采取具体措施和方法，建构师承制教学质量保障和教育质量监督体系，促进和深化中医药教育改革。师承教育的国家战略导向，将促使国家级和世界级大师学术与文化的传承发展，也将引导社会文化的迎合发展，最终将使中华文化在世界舞台上占据

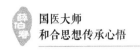
中心席位。

党的"十九大"报告指出，"坚持中西医并重，传承发展中医药事业"，师承教育当是传承发展中医药事业的重要载体。在中医的知识体系中，除去一部分可被整理成文字能被传授的结构性知识外，还存在大量在具体的情境中形成的缄默知识，这些知识与具体的情境直接相连，很难条理化、明晰化，常常是只可意会，而无法用文字、语言清晰的表达，难以通过讲授知识的形式传授。我常对我的研究生说，中医学习是一个耳濡目染、潜移默化的过程，需要灵感和顿悟，而老师就是这个过程中你重要的启发者、指引者。因此，解决好师承教育的问题，是发展中医、振兴中医的必要前提。

四、师承教育应解决好中西医学的差异问题

"团结中西医"是新中国成立后的三大卫生方针之一。1954 年 6 月，《光明日报》社论指出："西医学习中医，是作好中医工作，发扬祖国医学遗产的关键所在。"1955 年原卫生部中医研究院（现中国中医科学院）创办全国西医离职学习中医研究班，招收 84 名西医师学员。之后，"西学中"教育在全国达到高潮，到 1960 年 5 月，全国西医离职学习中医班已有 37个，学员 3000 余人。其中涌现了一批中西医兼通的高级医生，为中西医学术深层次结合打下了基础。西学中与传统师承教育存在不同，学习主体不同，接受的基础教育不同，理论观念存在差异。但随着人们健康观念的提升，中医事业的发展，仅依靠中医专业出身的人才已不能满足当前的医疗需要。因此，在西学中人员中推行师承教育制度亦是必要的，有利于培养更多的符合现代健康医疗需要的专业人才。据调查有70%的中成药是由西医开具的，在西学中人员中推广师承制度亦是规范医疗卫生事业的重要举措。此外，西学中人员具有更为深厚扎实的现代医学知识，中医事业进行科学研究离不开现代医学的辅助，在此类人员中推行师承教育，有利于中医药事业的规范化、国际化，有利于为中西医结合医学的发展阐明问题、打开思路。

中西医学存在差异不能否认，但中西医学在当前阶段需要进步，就要少些不必要的"争论"。客观来讲，中西医学分属不同医学模式，其理论基础不同，短时期内实现完全融合并不现实。因此我认为，本着"和而不同"的理念，中西医结合当前更重要的是存异，在允许差异存在的基础上，相互协调，互相配合，才能不断互补融合，最终实现最佳优势认同与结合。正如陈可冀院士所强调的——中西医结合可以有"求同结合"与"求异结合"，当然也可以"和而不同"。我们倡导存异为先，并非将差异置之不顾，相反，中西医结合正是在差异化中寻求一种优势最大化的医疗模式，优势最大化就是求同的结果，而存异则是求同的前提。再者，"存异为先"并非刻意强调不同，是要在尊重差异的基础上寻找共性。中西医学虽分属不同理论体系，但其间仍有不少指导思想是互通的，有很多中西医的差异问题很值得我们去再思考。比如，我们常说的，中医辨证看的是人，而西医是辨病。这样的看法其实有些问题，难道中医就不辨病了？中医知常达变，从生理探求病理，"达变"就是辨病的过程，说中医不辨病可能是片面地将中医辨的病理解为了西医的"病名"；相对而言，西医也是讲辨证的，如西医对于高血压病人降压药物的选用，要根据其年龄、血压级别、其他合并病等情况进行选择，这难道不是辩证思维？只不过，中医与西医在辨病、辨证的对象、层面、内涵上有所差别。再比如，我们常说，中医的特点是宏观辨证，而西医强调的是微观证据。然而《黄帝内经》"至道在微"不就是强调微观的重要么？只不过我们可能犯了以大小论宏观、微观的错误，认为细胞分子水平就是微观，天人相应就是宏观。这个问题仍是需要进一步思考的。

因此，我们需再次出发，本着"存异为先"的理念，从差异中谋求共性。正如明代林希元言"审其异，则同就在其中"，西学中与师承制度的结合就是一个"审异致同"的过程。在保证中医队伍完善师承教育的前提下，西学中队伍的师承教育也应当适时加以强化。

第三章

中医学和合思想的渊源和基本内涵

在中国传统文化里面，和合思想具有悠久的历史，深刻影响着人们的社会生活和自然科学的发展。在中医学的发展中，中国哲学和合思想痕迹很深，相关论述较多，在跟师工作研究中，试从和合概念入手，探讨分析中医和合思想源流，以及其在中医临床中的具体运用。

第一节 "和""合"概念

阴阳学说对立统一而和谐，合二为一，一分为二，且有无限可分性，然整体为一，内蕴和合；五行学说生克制化，亢害承制，大至星球运转变化，循环无端、和谐统一，和合为自然宇宙；然规律和谐协同，和合为一体，乾坤、坎离、震巽小至人体五脏经络、营卫气血，气化运行循环无端，和合为人体小宇宙。八卦学说阐明乾坤、震巽、艮兑、坎离皆对立统一。一阴一阳为之道，三阴三阳为天地人三道，认识事物要从天理、地势、人宜和合五体去观察分析。

"和"字起源较早，在甲骨文、金文中已屡见不鲜。根据典籍资料分析，"和"最初往往与音乐与烹饪有关。《尔雅·释乐》对"和"有这样的解释：

"大笙谓之巢，小者谓之和。"又有标注为："和，十三簧。"《国语·周语》也记载"声应相保曰和"。《尚书·舜典》云："诗言志，歌永言，声依永，律和声，八音克谐，无相夺伦，神人以和。"《左传·襄公二十九年》"季札观乐"篇有"五声和，八风平，节有度，守有序，盛德之所同也"的说法。由此可知，"和"可能最初是一种乐器名或是乐器演奏中的一种音乐表现形式，或指不同声音、言论能相互响应，协调合拍。正如《老子》言："音声相和。"《说文解字》中的解释："龢，调也（即音乐的和谐）。""龢"与"和"字形虽有异但意相近，古籍多以"和"假借"龢"，后"龢"多被简化为"和"。《说文解字》中有另一个与"和"同音的字"盉"，解释为"盉，调味也"。盉是一种盛行于中国商代后期和西周初期的用于调节酒味浓淡的酒器，但同时也有考古资料显示盉常与盘配合使用，因此有的研究者认为盉应为水器。"盉"字作动词时意思为"调味"，这一用法中的"盉"字后来被"和"字代替，如调和（调盉），但是，作"酒器"意思的"盉"字仍然没有变。正如段玉裁在许慎的《说文解字》中做的注解："调声曰龢，调味曰盉。"在汉字演变过程中，为了简便，"龢"与"盉"逐渐成为一个字——"和"，故调和五味、五音者皆为"和"。后用"和"兼表三者，如《申鉴·杂言上》"嘉味以济，谓之和羹"，是以"和"代"盉"；《尔雅·释乐》"大笙谓之巢，小者谓之和"，是以"和"代"龢"。

"和"字义项较多，如《广雅·释诂三》言"和，谐也"，《广韵·戈韵》"和，顺也""和，不坚不柔也"。和字多表达一种圆融和顺、协调和谐的意思。春秋末年齐国的晏婴通过对和与同的思辨丰富了"和"的内涵，将"和"视为多种不同或相互对立的因素通过彼此之间的相互作用而达到的和谐统一状态。孔子进一步将"和"的应用范围扩大到人际关系上,主张"君子和而不同,小人同而不和"(《论语·子路》)。

"合"字亦很早就出现在了典籍之中,它是一个会意字,上半部分像器物的盖子,下半部似器物之形,本义为"器盖相拢"。《说文解字》曰:"合,合口也。"即将本义引申为上、下唇的合拢。凡物之闭合或合拢,即原来分离的部分聚集在一起,皆称之曰"合分",所以"合"字由"闭合"或"合拢"引申为"聚集"或"融合"的意思。既涵合为一,当然一也可分,内蕴太极生阴阳,阴阳合二为一。《庄子》言"天地者,万物之父母也。合则成体,散则成始。"此处合散指阴阳之气的合、散,"合则成体"是指阴阳相合而万物初生,"散则成始"之"散"亦并非专指消亡,阴阳合而成体,散则阴阳之气运动变化,生命运动开始的同时必将也是逐渐走向死亡的过程,也就是另一个新的开始。《吕氏春秋·大乐》所言"离则复合,合则复离,是谓天常"正是此理。

关于"合"字,典籍中亦有多处记载,且多与"和"同词组出现,这也侧面说明了和合文化历史源流之深远。如《礼记·乐记》:"故乐者……所以合和父子君臣,附亲万民也。"《吕氏春秋·有始》:"天地合和,生之大经也。"《后汉书·杜诗传》:"海内合和,万世蒙福,天下幸甚。"我们可以发现,三段记载均言"合和",而非"和合"。笔者以为,"和"与"合"二字顺序无论先后,所传达的意义都是相同、相通的,"和"与"合"的概念形成均经历了由具体器物及感官体验升华抽象为价值理念与精神诉求的演变过程。由于近现代已有针对"和合学"的专门研究,故遵前人"和合"的叫法,但应明白"和合"与"合和"当是没有本质差别的。

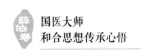
"和合"成了不同要素融合最为理想的结构存在形式。"和合"不仅突出了不同要素组成中的融合作用，更强调了矛盾的事物中和谐与协调的重要性，其所传达出的"诸异而致同""和而不同"的思想对中医学乃至中华文明的发展都是有着深远影响的。

《周易》是中华文明史上一部内涵精深、影响广泛、流传久远的典籍，有"群经之首"和"大道之源"之称。《周易》中包含有丰富的"和合"思想内容，如"一阴一阳之谓道"的整体和谐意识，"保合太和"的最高和谐理想，"和而不偏"的中庸和谐观念，"自强不息"与"遁世无闷"的身心和谐等，均能对现实社会生活给予积极指导，丰富大众人生。根据《周易》的宇宙演化图式，自然界本源于太极，太极动则生阳，静则生阴，阴阳环抱而成两仪，两仪生四象，四象生八卦。八卦是衍生万物的基础。《易经》以八卦两两重叠，演变为六十四卦，用以具体地说明自然界运动变化的规律。在河图、洛书的数学模型中，河洛通过易数的规律排布，反映了《周易》崇尚整体和谐的基本精神。综上所述，《周易》的卦象、易数等理论都明确表达了和合的思想内涵，对中华文化乃至中医理论体系产生了深刻的影响。

春秋战国时期的诸子百家中，道家、儒家、墨家等哲学流派均将"和"注入自己的思想理念中。在《道德经》中"道生一，一生二，二生三，三生万物，万物负阴而抱阳，冲气以为和"就点出了世界的起源（《老子·第四十二章》）。这里面的内涵是，"一"是从"道"中分化出来的混沌之气，"二"是再分的阴阳二气。这两种阴阳之气又形成一种均衡、协调的状态，河图："天一生水，地六成之，地二生火，天七成之"有了天地水火的和谐相济，继之"天三生木，地八成之"方有动植物，生命为自然而然和谐产生的，即"三"，万物即生。这里，老子特别强调了继生于阴阳二气的这种协调状态——"和"的关键作用，把"和"视作"道生万物"的一个不可或缺的重要部分。而《管子内业·第四十九》也有"凡人之生也，天出其精，地出其形，合此以为人，和乃生，不和不生"的描述。这些哲学思想都充分地为和合思想在中医学中占主导地位提供了丰富的土壤。

第二节 中医和合思想源流

一、秦汉以前

《黄帝内经》是中医四大经典之一，是中医学和合思想的源头，它秉承了河图洛书、《周易》、儒道的和合观念，用以阐释生命、疾病和治疗的原理，甚至直接引用"和合"或"合和"的概念解释病机变化，如《灵枢·血络论》云："阴阳之气，其新相得而未和合，因而泻之，则阴阳俱脱，表里相离，故脱色而苍苍然"。究《黄帝内经》全文，虽文理浩繁、观点众多，但其理论核心均含有"和"的基本思想。在生理上，《黄帝内经》将脏腑视为既分工，又协调的统一整体，强调"阴平阳秘，精神乃治"（《素问·生气通天论》），并以五脏分属五行，认为"亢则害，承乃制，制则生化"（《素问·六微旨大论》）。同时提出"人与天地相参"（《素问·咳论》），主张顺应自然才能"内外调和，邪不能害"（《素问·生气通天论》）。因此，《黄帝内经》视"和"为生命活动的最佳状态，将常人称为"阴阳和平之人"（《灵枢·通天》）；在病理上，认为阴阳五行之气的失调是疾病的根本原因，如《素问·五运行大论》说："从其气则和，违其气则病"；在治疗上，提出了"因

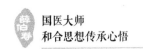

而和之，是谓圣度"（《素问·生气通天论》）的基本原则，将调整人体阴阳、五行的太过与不及，恢复机体的协调状态，作为治疗疾病的最终目的。《黄帝内经》云："寒者热之，热者寒之""阴盛而阳虚，先解其阳，后泻其阴而和之"，《黄帝内经》中诸多如此之论为后世和法的形成提供了理论依据。可以说，"和合"是《黄帝内经》理论体系的核心思想。

《神农本草经》是我国现存最早的药学专著，在药物的临床运用方面，提出"凡此七情，合和视之"的配伍原则，即"药有君、臣、佐、使，以相宣摄合和。宜用一君，二臣，三佐，五使；又可一君，三臣，九佐、使也。药有阴阳配合，子母兄弟，根茎花实，草石骨肉；有单行者，有相须者，有相使者，有相畏者，有相恶者，有相反者，有相杀者。凡此七情，合和时之，当用相须、相使者良，勿用相恶、相反者。若有毒宜制，可用相畏、相杀者。不尔，勿合用也"。为临床用药确定了规范，奠定了基础。

二、汉时期

《伤寒杂病论》进一步发展和充实了《黄帝内经》"和"的思想。在"辨太阳病脉证并治篇"提出"凡病……阴阳自和者，必自愈"，将愈病的机制归结为人体自发的和合运动，并在临床诊治上积累了"调自和，促自愈"的丰富经验。和法在《伤寒杂病论》中还有大量的记载，如第49条强调"津液自和"，即"脉浮数者，法当汗出而愈。若下之，身重、心悸者，不可发汗，当自汗出乃解。所以然者，尺中脉微，此里虚。须表里实，津液自和，便自汗出愈"；第53、54条强调"荣卫和谐"，即"病常自汗出者，此为荣气和。荣气和者，外不谐，以卫气不共荣气谐和故尔。以荣行脉中，卫行脉外。复发其汗，荣卫和则愈，宜桂枝汤""病患脏无他病，时发热、自汗出，而不愈者，此卫气不和也。先其时发汗则愈，宜桂枝汤"；第70、71、230、265条强调"和胃气"，即"发汗后，恶寒者，虚故也；不恶寒，但热者，实也，当和胃气，与调胃承气汤""太阳病，发汗后，大汗出、胃中干、烦躁不得眠，欲得饮水者，少少与饮之，令胃气和则愈""阳明病，胁下硬满，不大便而呕，舌上白苔者，可与小柴胡汤。上焦得通，津液得下，胃气因和，身濈然汗出而解""伤寒，脉弦细、头痛发热者，属少阳。少阳不可发汗，发汗则谵语。此属胃，胃和则愈；胃不和，烦而悸"；第70、93、152条强调"表里和"，即"太阳病，先下而不愈，因复发汗。以此表里俱虚，其人因致冒，冒家汗出自愈。所以然者，汗出表和故也。里未和，然后复下之""太阳中风，下利、呕逆、表解者，乃可攻之。其人汗出，发作有时，头痛，心下痞硬满，引胁下痛，干呕，短气，汗出不恶寒者，此表解里未和也，十枣汤主之"；《金匮要略·痰饮咳嗽病脉证并治》强调运用和法治疗痰饮病证，如"病痰饮者，当以温药和之"。医圣张仲景开创性地在医疗实践中运用广义之和治疗顽症痼疾，为狭义少阳病和法的形成奠定了坚实的实践基础。

三、金元以后

金元时期是门户林立、思想活跃的医学时代，尽管诸家各抒己见，标新立异，但他们的治疗及立论思想仍旧遵循"因而和之"的法度。如刘河间力倡"火热论"，主张"六气皆从火化"，至于火化之治，他认为："水火之阴阳，心肾之寒热，荣卫之盛衰，犹权衡也，一高则必一下，是故高者

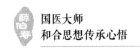

抑之，下者举之，此治平之道也"。

《伤寒明理论》首先在理论上明确提出和法，成无己指出，"伤寒邪气在表者，必渍形以为汗，邪气在里者，必荡涤以为利，其于不外不内，半表半里，既非发汗之所宜，又非吐下之所对，是当和解则可矣"。

《景岳全书》为和法的灵活应用开阔了视野。张景岳指出，"和方之制，和其不和者也。凡病兼虚者，补而和之；兼滞者，行而和之；兼寒者，温而和之；兼热者，凉而和之。和之义广矣，亦犹土兼四气，其于补泻温凉之无所不及，务在调平元气，不失中和之为贵也。"张氏还在《景岳全书·新方八阵·和略》中反复告诫："凡邪火在上者不宜升，火得升而愈炽矣。沉寒在下者不宜降，阴被降而愈亡矣。诸动者不宜再动，如火动者忌温暖，血动者忌辛香，汗动者忌疏散，神动者忌耗伤……诸静者不宜再静。"

清代程钟龄《医学心悟》既明确提出了和法并列为中医学治疗八法之一，又论述了广义之和。指出："论病之原，以内伤、外感四字括之；论病之情，则以寒、热、虚、实、表、里、阴、阳八字统之；而论治病之方，则又以汗、吐、下、消、和、清、温、补八法尽之。"如在《医学心悟·论和法》中提到："伤寒在表者，可汗；在里者，可下；其在半表半里者，唯有和之一法焉。仲景用小柴胡汤加减是已。然有当和不和误人者，有不当和而和以误人者。有当和而和，而不知寒热之多寡，禀质之虚实，脏腑之燥湿，邪气之兼并以误人者，是不可不辨也。"程氏还强调和法的灵活运用，有清和、温和、消和、补和、燥和、润和、兼表而和、兼攻而和等，即"由是推之，有清而和者，有温而和者，有消而和者，有补而和者，有燥而和者，有润而和者，有兼表而和者，有兼攻而和者。和之义则一，而和之法变化无穷焉。知斯意者，则温热之治，瘟疫之方，时行疟，皆从此推展之，不难应手而愈矣。世人漫曰和解，而不能尽其和之法，将有增气助邪，而益其争，坚其病者，和云乎哉！"

《广温热论》言明了和法的本质，丰富和完善了和法。如戴北山指出，"寒热并用之谓和，补泻合剂之谓和，表里双解之谓和，平其亢厉之谓和。"由此可见，和法是历代医家各自发挥的综合。

第三节　和合思想的临证运用

和合思想在中医学中的重要表现之一即为"和"法，也就是通过和解与调和的方法，使脏腑、阴阳、表里失和之证得以解除的一种或多种治法。如程钟龄在《医学心悟》中说："伤寒在表者，可汗；在里者，可下；其在半表半里者，唯有和之一法焉。"其实早在《伤寒论》中就有"和营卫""和胃气"及"消息和解其外"等条文，后世医家对和法又有所创新和发挥，但由此而使和法在分类和应用上有所混乱。

一、狭义和法

在八法之中，和法是比较特殊的一种治法，它既不像汗、吐、下、清那样专攻祛邪，又不似温、补那般专事扶正，而是一种具有双向调节作用的治法。和解剂的组成不像其他七法以专功之品配上其他药物，它必须将药物配成对才能发挥和解作用，比如柴胡配黄芩、青蒿配黄芩。因此和法是方剂学所特有，而在中药学中就没有。

和法原为治疗伤寒邪入少阳而设，少阳经脉，循胸布胁，位于太阳、阳明表里之间。伤寒邪犯少阳，病在半表半里，邪正相争，正欲拒邪出于表，邪欲入里并于阴，故往来寒热。邪在少阳，经气不利，郁而化热，胆火上炎，而致胸胁苦满、心烦、口苦、咽干、目眩；胆热犯胃，胃失和降，气逆于上，故嘿嘿（默默）不欲饮食而呕。若妇人月经适断，感受风邪，而发寒热有时，邪热内传，热与血结，故经水不当断而断，此亦与少阳有关。《伤寒明理论》中有言："伤寒……其于不内不外，半表半里，既非发汗之所宜，又非吐下之所对，是当和解，则可以矣。"小柴胡汤即是代表方，方中柴胡苦平，为少阳专药，轻清升散，透泄与清解少阳之邪，并能疏泄气机之郁滞，使少阳之邪得以疏散；黄芩苦寒，清泄少阳之热。柴胡之升散，得黄芩之清泄，两者相伍，以达和解少阳之目的。生姜助柴胡升阳达表，更与半夏和胃降逆止呕。邪从太阳传入少阳，缘于正气本虚，故佐人参、大枣益气健脾，一者扶正祛邪，二者御邪内传；炙甘草助参、枣扶正，且能调和诸药，用为使。诸药合用，祛邪为主，兼顾正气；和解少阳为主，兼和胃气。邪气得解，枢机自利，脾胃调和，诸证自除。正如《伤寒论》所谓"上焦得通，津液得下，胃气因和，身濈然汗出而解。"

随着八纲辨证的发展，伤寒少阳经证便相对应为半表半里证。温病学创始人吴又可认为："疫者，感天地之疠气……邪自口鼻而入，则其所客，内不在脏腑，外不在经络，合于伏膂之内，去表不远，附近于胃，乃表里之分界，是谓半表半里，即《素问·疟论》所谓'横连募（膜）原者也'"，故其创制达原饮以开达膜原，辟秽化浊，治疗邪伏膜原之温疟或疟疾。治疟方如蒿芩清胆汤、柴胡达原饮、清脾饮，即遵此法。综上所述可以认为狭义的和法是治疗少阳经证或半表半里证的一种治法，小柴胡汤即为代表方剂。

临床之上，我常用小柴胡汤治疗内外妇儿各科疾病。曾以此方为主治疗一无名发热半年余的高龄病人：张某，女，89岁。2017年6月5日初诊。自2016年11月开始出现不明原因的发热，在山西太原当地医院就诊，影像学检查提示肺纹理略增粗，血常规等化验指标大致正常，当地医院按照支气管肺炎予以抗生素及对症治疗。后始终体温未完全正常。曾给予抗结核药进行诊断性治疗，效亦不佳。后转至北京某医院仍间断行广谱抗生素、抗真菌药物等治疗。近2个月以来体温每天下午开始逐渐上升，最高38.5~39℃，抗生素仍每日应用。为求进一步诊疗，特邀中医会诊。病人精神差，无恶寒，每日下午体温升高，用退热药则下降，但不伴汗出，食欲差，大便不规律，或干或不成形。舌光红无苔。脉沉细。

此病人半年来因不明原因发热辗转多个医院，西医各类检查已基本排除结核、肿瘤、免疫等疾病，仅见肺纹理略粗也已多次予以抗生素类药物治疗却无明显效果。且不论病人发热是因外感或是内伤，单从病人高龄不足之体的角度来看，如此过度应用抗生素类药物损胃气、伤正气，必现血弱气尽之态，发热自然难退。故辨为虚实错杂证，治以扶正祛邪，以小柴胡合银翘散为主补正祛邪、透热外达，配升降散、香薷饮通达气机、化湿和中。具体处方如下：

柴胡 15g	黄芩 10g	法半夏 9g	党参 10g
炙甘草 10g	银花 12g	连翘 12g	荆芥穗 8g
炒栀子 10g	淡豆豉 10g	桔梗 10g	玄参 12g
蝉衣 4g	僵蚕 9g	芦根 12g	香薷 5g

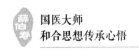

扁豆8g   生姜4片   大枣4枚

3剂水煎服。服药2剂后，体温最高38℃，腹胀大。第3剂后，体温最高37.3℃，仍腹胀。去香薷、扁豆，加厚朴8g、砂仁5g。继服2剂。

6月10日电话报告体温情况：上午9点半36.2℃，中午1点50分36.8℃，3点40分36.8℃。并电话发来舌苔图片，已经可见隐隐薄舌苔，去荆芥穗，加枳壳10g，继用3剂。后电话随访体温未再异常，嘱饮食清淡、多样化，慢慢调理，休养生息。

西医讲的是确定性，明确诊断才能更好地治疗。中医则不同，人与证为处方论治之核心要点，尽管不能明确究竟是何种致病因素导致的发热，但握住八纲，辨别阴阳表里、寒热虚实即可处方，较西医之对抗性治疗、对症治疗事半功倍，常可起到意想不到的佳效。

二、广义和法

"和法之制，和其不和也。"人体之气血阴阳等都有可能产生"不和"之处，因而和法的内涵和外延又有了进一步扩大。《汉书·艺文志》说："经方者，本草石之寒温，量疾病之浅深，假药味之滋，因气感之宜，辨五苦六辛，致水火之齐，以通闭解结，反之于平。"和法即是以药物之偏纠正人体之偏，"假兼备以幸中，借平和以藏拙"的做法是不妥的，治病用的就是药物的偏性，药性亦即古中医所言之"毒性"，或许中药古时候亦叫毒药也是在提醒后人要善于利用药性之偏吧。日本人丹波元简曾在其《素问识》中言："能除病者，皆可称为毒药。"汪机云："药，谓草木鱼虫禽兽之类，以能攻病，皆谓之毒。"再如戴天章云："寒热并用之谓和，补泻合剂之谓和，表里双解之谓和，平其亢厉之谓和。"何廉臣又增加了"苦辛分消""平其复遗""调其气血"之说。蒲辅周老中医也认为，"和解之法，具有缓和疏解之意，使表里寒热虚实的复杂证候，脏腑阴阳气血的偏盛偏衰，归于平复。"普通高等中医药类规划教材《方剂学》将"和法"定为和解少阳、开达膜原、调和肝脾、疏肝和胃、调和寒热、表里双解六种，这是比较准确和全面的，而且便于临床运用。这也体现了张景岳所谓"病有在虚实气血之间，补之不可，攻之又不可者，欲得其平，须从缓治，故方有和阵"的治疗原则。"和之为义广矣"，《素问·生气通天论》中"因而和之，是谓圣度……阴平阳秘，精神乃治"，是对中医学治疗方法和治疗终极目标的最佳诠释——因而和之。临床中广义的和法主要应用于如下几个方面。

1. 表里双解

表里双解法为表里同治而设，从《伤寒论》来看，似与狭义和法中少阳病和解法类似，少阳主枢，枢者，内外皆行。对于那些太阳禁下，阳明禁汗的疾病，唯有少阳和解一途。实践也证明，柴胡剂应用范围很广，很多名老中医也善用柴胡剂，薛老小柴胡汤应用到内外妇儿诸科疾病，效果甚佳。临床观察，感冒多日之病患服用小柴胡汤后，有频转矢气者，有作汗者，亦有月经提前而至者，其后感冒诸症缓解。但小柴胡汤并非泻下或发汗、破血之剂，出现此表现又是为何？这正表明和法并非平和治法，仅是更善于利用人体正邪僵持不下的关键节点，顺势而为，调动自稳、自调机制，关键时刻起到四两拨千斤的作用。再如时方防风通圣散、柴葛解肌汤，对于那些表证未去初露里证端倪的病证，正是采用表里同治法，可以起到截断扭转病情的作用。以防风通圣散为例，此方既能疏风解表，又

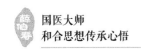

可泻热通便，主治风热壅盛，表里俱实之证，外见憎寒、壮热、无汗，内见便秘溲赤，苔黄脉数。王旭高谓之"此为表里、气血、三焦通治之剂"。

2. 调和寒热

《伤寒论杂病论》中寒温并用的经验相当丰富，仲景遣药组方对于寒热错杂者，常寒温药并用。大青龙汤、麻杏石甘汤、黄连汤、半夏泻心汤、麻黄升麻汤、栀子干姜汤、小柴胡汤、乌梅丸都是调和寒热的方子。如对于邪犯中焦，寒热夹杂，升降失常所致的心下痞满、恶心呕吐、脘腹胀痛、肠鸣下利等证，治宜寒热平调，散结除痞，以半夏泻心汤辛开苦降，调和寒热颇为有效。再如栀子干姜汤，方中二药一寒一温，相反相成，清上温中，调和脾胃，适用于心脏神经官能症偏上焦郁热者。时方之中亦有颇多寒热并用之方，如交泰丸，以黄连配肉桂交通心肾；如左金丸，以黄连配吴茱萸主治肝火犯胃吐酸之证；再如神效越桃散，以栀子合高良姜，主治诸下痢之后，阴阳交错，不和之甚，小便利而腹中虚痛不可忍者。

临床上我常以薛老所授之乌梅汤变方椒梅理中汤治疗顽固久泻属寒热错杂者，疗效不错。李某，男，27岁。2015年12月29日初诊。慢性结肠炎多年，起初得此病时大便带血有黏液，贫血史（血红蛋白曾达60g/L左右）。辗转各地求医，症状时常反复，经人介绍就诊于我处。刻下：病人体型消瘦，神情焦虑，手脚不温，胃纳不佳，大便频，多不成形，自诉在家时几乎一天时间都于厕中度过，乘机来京途中因便意频繁甚至难以离开卫生间，极为苦恼。舌红苔黄腻，脉滑。辨其舌脉证，以此病日久，寒热互杂，处椒梅理中汤加减以酸苦泄热，扶正祛邪。具体处方如下：

乌梅 10g	桂枝 10g	细辛 3g	柴胡 10g
炒枳壳 10g	白芍 12g	厚朴 10g	砂仁 5g
仙鹤草 10g	花椒 6g	黄连 6g	百合 10g
炒白术 10g	山药 15g	干姜 6g	佛手 10g

7 剂水煎服

二诊（2016 年 1 月 5 日）：便次减少，胃纳改善，心情较前放松，对治疗充满信心。继予上方 14 剂巩固。

2016 年 1 月 19 日病人第三次来诊，自诉服药后，体力增加，便次可控，精神状态较前明显好转，前几日曾外出观看演唱会，当时站立较久且天气寒冷，之后出现身疼腰痛。舌脉如前。病人前症虽明显减轻，但此病日久，邪在肝脾胃肠，易于反复。且病人久立受寒之后出现身疼腰痛也反映其中虚不足以抗外界之寒邪，故应继用酸苦之味泄肝胃肠中之郁热，并加大温中调肝之品以扶正，具体处方如下：

乌梅 10g	桂枝 10g	细辛 3g	柴胡 10g
炒枳壳 10g	白芍 12g	厚朴 10g	砂仁 5g
仙鹤草 10g	花椒 10g	黄连 8g	浙贝 10g
炒白术 10g	山药 15g	干姜 10g	葛根 15g
杜仲 10g	党参 10g	香附 10g	良姜 10g

7 剂水煎服

嘱其注意情绪，加强锻炼。后电话随访病人，其仍间断服药，症状明显缓解，诉从未如此轻松。嘱其避免辛辣饮食，勿食生冷，注意劳逸结合，放松心情。

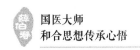

3. 虚实并治

虚实并治强调祛邪不伤正、补养不留邪。尤其对于久病杂病，若属标实者，要本着"衰其大半而止"的原则，不可一味攻伐。与其药石杂投，损伤胃气，不如中病即止，待人体自复，体现了和合思想的精神。若正虚为主，要审其有无外感之邪，不可一味蛮补。薛老反对滥服补剂，主张无病不服药。补药的堆积，难达到补的效果，甚至引起胸腹胀满，衄血便燥等不良反应。不要认为药物能治万病，服药过多，不但不能去病，反而打乱自身气血的调和，形成"药病"。要把好虚实状态，治病应根据人体抗病能力的强弱，因势利导，驱邪勿伤正。以黄龙汤为例，该方主治阳明腑实，气血不足证，方中承气汤攻下热结，人参、甘草、当归益气养血，是为虚实并治。

人体正邪盛衰的变化，促使人体出现虚实状态的变化。具体而言，虚实之间可以出现相兼、转化、夹杂、真假等表现。这几种关系常常错综出现，以我们临床上常见的胸痹来说，虽多从血瘀论治，以活血化瘀通脉为主。但单纯之血瘀证并不多见，往往兼有气滞、痰饮、气虚、血虚等。曾治一女性，吴某，62岁，2015年8月26日因近来胸痛频繁发作就诊。病人窦性心动过缓病史近1年，心率快于70次/分时即感心慌不适，前几日无明显诱因开始出现胸前区疼痛。已行心电图、冠脉CTA等相关检查，未见明显异常。曾辗转多处行中、西医治疗未能缓解。病人诉稍用补药则上火，多表现为牙龈肿痛，自服牛黄清心丸时效时不效。既往高血压、糖尿病病史10余年，服拜新同、厄贝沙坦降压治疗，未服降糖药物。刻下：胸痛，乏力，心中烦闷，牙龈肿痛，夜卧不安，眠浅易醒，二便正常。舌淡胖有裂纹，脉沉迟。辨证来看此例病人血瘀之症并不明显，以沉迟脉、淡胖舌为切入点，结合其稍用补药即牙龈肿痛的特征性症状，认为其属心阳不足、阴邪上犯之证，具体而言此病人既往心脏功能不佳，心阳不振，温煦失常，失其本位，心肾不能正常相交，加之病人中气虚馁，交通上下之能减退，故而水饮等阴邪上犯之机大大增加，以致阴阳不能相和，阻碍气血运行，发为胸痛。宜阴阳同调，寒温共施，上下兼顾，虚实同治。方以苓桂术甘汤、交泰丸、增液汤加减，具体药物如下：

茯苓 10g	桂枝 10g	炒白术 10g	炙甘草 10g
干姜 10g	炒枣仁 20g	柏子仁 10g	黄连 6g
肉桂 3g	麦冬 15g	生地 15g	玄参 12g
炒栀子 10g	丹参 20g	当归 10g	升麻 8g
丹皮 8g			

7 剂水煎服

二诊（9 月 2 日）服药后未再胸痛，夜眠改善，牙龈仍肿痛，舌脉如前。上方黄连 6g → 8g，丹皮 8g → 10g，加怀牛膝 10g。七剂水煎服，早晚分服。

三诊（9 月 9 日）自觉精神状态较前转佳，且近日未见心慌发作，胸痛未作，牙龈肿，痛感减轻，夜眠尚可，夜尿 1 ～ 2 次。舌如前，脉沉稍迟，较前有力。上方干姜 10g → 20g。七剂水煎服，早晚分服。

四诊（9 月 16 日）胸痛未作，牙龈肿痛较前缓解。上方去栀子、丹皮，加知母 15g，生石膏 15g，玄参 12g → 15g，生地 15g → 25g。七剂水煎服，早晚分服，嘱其放松心情，适当运动，不适随诊。

此例病人，既往心动过缓病史一年，心率稍快则见心慌，心之调节功能已有损伤，同时兼有水饮上犯、虚火上扰，为本虚标实之证；若从病人下元不固、虚火上浮、龙雷之火易妄动的角度来看，此证亦属上实下虚证。故以苓桂术甘汤温胸中之阳，加干姜温化阴邪，以治其本，解其胸痛之苦；以增液汤滋阴益肾以降上浮之虚火，交泰丸交通心肾，上下兼顾，寒热同调。炒枣仁、柏子仁养心血、安心神，丹参、当归养血活血，通利血脉，亦助心恢复正常之机能。心恶热，又主神明，以山栀、丹皮清热除烦，加性凉偏发散之升麻，取火郁发之之意。二诊时虽胸痛未作，但仍有牙龈肿痛，此为寒热未平之象，不去标火，寒热难平，胸痛易复作，故加大黄连、丹皮用量以清火调寒热，以使寒热平而气血调。三诊时病人诸症好转，胸痛未作，且牙龈肿痛缓解。学习邓铁涛老中医"五脏相关，从脾治心"理论，此处加大干姜之量既温胸中之阳，又可温补脾土，胸阳振则大气正常运转，土厚则肾水得以潜静。四诊时，病人牙龈肿痛缓解提示上焦之火渐清，此时去寒凉直折之品，加以石膏、知母清解一类，并加大滋肾养阴之品以涵养肾水，加强敛藏之力，以巩固疗效。

4. 燮理阴阳

《素问·至真要大论》言"谨察阴阳所在而调之，以平为期。""合其不和"正是谨守阴阳之机应对和合失调状态的最佳思维。"和"表现为一定的稳定性，这种稳定性来自"不同"方面力量的均衡，即"刚柔得适谓之和"（《新书·道术》），从中医角度来讲就是燮理阴阳以达和。

以炙甘草汤为例，炙甘草汤主治"心动悸，脉结代"阴虚阳亢之证，方中炙甘草、生地、大枣、桂枝、人参、麦冬、阿胶、火麻仁，既有阴性静药生地、麦冬，又有桂枝、人参药性偏温、偏阳之药，更有君药炙甘草调和阴阳。跟薛老学习之后，临床上我多以此方加减治疗阴虚阳亢见结代脉之心悸病人。此类病人以炙甘草汤治疗实属正治，总以调和阴阳为法，但病久阴伤较甚者更强调滋阴药的用量，尤其更重生地一味，治疗后期更为重视滋阴药与桂枝的比例问题。正如柯琴注炙甘草汤之言："此或阳亢阴竭而然，复出补阴制阳之路，以开后学滋阴一法乎？"《神农本草经》提到地黄"逐血痹"，可见生地对血脉功能的恢复是有好处的。这与《伤寒论》炙甘草汤原方中生地重用一斤的意图有一致性，但由于炙甘草汤原方中生地注明酒洗，其滋润、通养血脉之力更强，而滋腻之性可减。而今之临床所用生地多未经酒洗，量大或有滋腻碍胃之弊，加之此类心悸病人多有脾胃不足的症状，故我用此方多略减生地剂量，但仍以此药为重心，加上大枣、麦冬与之配合，大滋阴液以逐血痹。临床上有的病人加用阿胶后胃部胀闷不适，有的胸闷加重，去掉阿胶，加用理气之瓜蒌、枳壳后可缓解，故我本人应用炙甘草汤时多舍去阿胶不用。对于火麻仁的应用，则视大便情况而定，大便溏多舍去，更加用山药、黄精等。且今时之人体内积滞较多，加之心悸病人多脾胃功能不佳，增加调中之药有利于三焦畅通，安和五脏。同时，我还认为使用炙甘草汤滋阴之时也要顾及阳气功能的恢复，方中炙甘草和大枣大剂量应用，起到了调和阴阳，益气养血的目的，并加以桂枝温通心阳，党参补益中气，正如李翰卿老中医所言"心阳复则液可回，中气和而气自平"。当病人心悸症状明显好转时，即应加大桂枝、龙牡一类温镇通阳药物的剂量，将滋阴药适当减量。总之，应用炙甘草汤一方，要结合病人病情、体质状态、药性、药量，动态观察，如此燮理阴阳方能显效。

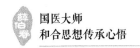

曾治一室性早搏病人，疗效显著，特记于此以供参考。黄某，男，73岁，2015年8月初诊。心律失常，室上性及室性早搏，时有心悸，胸闷不适，活动轻微受限，夜间憋闷明显，食后腹胀，二便尚调。舌淡红，苔白腻，脉结代。近期动态心电图（Holter）显示24小时共有室上性早搏2770次，成对室上性早搏20次；室性早搏28 042次，成对室性早搏31次，室性二联律42阵，室性三联律32阵。处以炙甘草汤滋阴益气，具体处方如下：

炙甘草20g	大枣20g	生地20g	麦冬15g
桂枝10g	煅龙骨15g	煅牡蛎15g	丹参20g
砂仁5g	茯苓12g	五味子12g	黄精18g
当归10g	炒枣仁20g	珍珠母30g	

7剂

二诊（2015年9月2日）病人服药3剂后胸闷减轻，夜眠好转，仍腹胀，舌暗红，苔少，脉弦，脉结代。腹胀但排气较多。守原方，加厚朴8g，生白术10g，山药15g，丹参20g→25g，党参10g。7剂水煎服。

三诊（2015年9月16日）上述诸症好转，两胁仍胀，腹胀，舌嫩红有裂纹，苔少，脉弦结代。守方，煅龙牡各15g→20g，加枳壳10g，去党参、当归、黄精。14剂水煎服。

四诊（2015年10月28日）心慌已不明显，头顶部偶有胀闷不适，偶有呃逆，舌嫩红，苔薄，脉结代，大便每日1行，睡眠亦有好转。守方，去砂仁，7剂水煎服。

……

九诊（2015年12月30日）病人自觉心慌明显缓解，近日感冒，影响睡眠，鼻流清涕，舌暗红，苔薄，脉沉，未及结代。加荆芥穗 8g，牛蒡子 10g。7 剂水煎服。

……

十四诊（2016 年 3 月 2 日）病人诉无明显心慌，时有胸闷，进食可，偶有呃逆，腹胀，大便正常，夜眠可，舌红少苔，有裂纹，脉沉弦，未及结代脉。

炙甘草 20g	大枣 20g	生地 20g	桂枝 10g
白芍 15g	丹参 30g	甘松 10g	夜交藤 15g
珍珠母 20g	黄精 20g	煅龙骨 15g	煅牡蛎 15g
砂仁 5g	厚朴 8g		

7 剂，水煎服

……

此病人一直坚持复诊，前后共服药 130 余剂。复诊期间主要以炙甘草汤为主进行加减，坚持服药 7 个多月，后复查动态心电图（Holter）显示室上性早搏 3834 次，成对室上性早搏 709 次；室性早搏 0 次，成对室性早搏 0 次，室性二联律 0 阵，室性三联律 0 阵。室性早搏消失，病人倍感兴奋，精神状态及体力也明显改善，西药倍他乐克也已停服，如此效果实属难得。

5. 通调气血

《黄帝内经》言"气血失和，百病乃变化而生"，蒲辅周先生积累数十年临床经验，亦提出"气以通为补，血以和为补"。薛老学承蒲辅周先生，尊崇经典，临证重视人体气血功能的调理。例如，对于心系疾病的治疗，他认为"心为五脏六腑之大主"，治疗上强调从多角度调理气血为主，不赞同不加以审因辨证一味堆砌活血化瘀药物的做法，同时强调不可滥用补心安神之蛮补法。对于冠心病的治疗，薛老认为此病属虚证，病因是心气不足，营气不周，病位在心脏，其根据"损其心者，调其营卫"的原则，以补为本，以通为用，通心气，调营卫，主张活血顺气。薛老常用蒲辅周先生所传双和散一方，以取两和气血、通补兼施之功效。临床验之效果不错。丹参饮中丹参活血化瘀，檀香、砂仁行气宽中，共治气滞血瘀所致心胃诸痛，亦为通调气血之代表方。

临床上我还常用川芎、苍术二味相伍治疗头晕、头痛、头沉重、头紧胀、头跳痛、头目不清等诸多头部不适症状，此类头部不适病人多为属痰浊上犯的高血压病人或高脂血症病人。此药对采于丹溪所制芎术丸一方，出自《丹溪心法》一书，为治六郁病之越鞠丸、六郁丸的别称。我常以此二味化裁，顺血气、化痰滞，气通血活，痰浊湿瘀渐去，头部不适自解。《医略六书》言"脾气大亏，痰食滞逆，不能统运于中，故厥逆，头痛眩晕不已焉。"头部不适之症，总不离中焦脾胃失运之由，或清阳不升、浊阴不降，或阳升太过，上冲头目，芎术丸中之川芎、苍术二味，正对气血瘀滞、痰浊上扰之病机，化痰解郁以通调气血。

黄芪赤风汤出自王清任《医林改错》一书，"黄芪二两，赤芍一钱，防风一钱，用于治疗瘫腿、诸疮诸病"。"此方治诸病皆效者，能使周身之气通而不滞，血活而不瘀，气通血活，何患疾病不除"，方中黄芪益气走表，防风祛风走表，两药相配益表之气，祛表之风，固表之卫；赤芍入营、养营，凉血活血通络；三药相配益气固表，调和营卫，祛风养营通络。临床用于表气虚，卫表不固，营分瘀热，络脉不通，营卫不和之证。具体而言，半身麻木、身疼痛、中风后遗症、皮肤疾患、发热等，方证相符者我多加用此方，疗效确切。

曾治一 10 岁患儿，其母代诉病情，2016 年春节期间至外地居住后，无明显诱因出现头皮痒、局部皮肤红、头屑突然增多、油脂分泌增多。返京后前往某三甲医院就诊，诊断为脂溢性皮炎，予硫磺软膏、爱宁达（吡美莫司乳膏）患处外用。患儿用药四月余，患处反复迁延不愈，十分苦恼。患儿平素饮食一般，大便稍干。通过网络回传舌象图片可见舌质稍红，舌苔薄黄。我根据病人发病情况及刻下表现，结合舌象，认为此证属脾虚湿阻夹瘀，以玉屏风散合升降散加减治疗。具体处方如下：

生黄芪 8g	生白术 8g	防风 8g	苍术 10g
苦参 8g	土茯苓 12g	泽泻 8g	当归 8g
丹皮 8g	川芎 8g	蝉衣 6g	僵蚕 6g
姜黄 6g	酒军 4g	桂枝 8g	山药 10g

5 剂，水煎服

服上方 5 剂后患儿母亲电话代其复诊，诉患处好转，头皮红印面积变小，出油、脱屑亦有减轻，目前患处仍覆有一层薄屑。考虑患儿病程较长，加大活血通经之力，调整处方如下：

生黄芪 10g	赤芍 8g	防风 8g	生白术 10g
苍术 10g	苦参 10g	土茯苓 12g	百部 8g
丹皮 8g	桂枝 10g	蝉衣 4g	僵蚕 6g
侧柏叶 8g	细辛 2g	生地 10g	荆芥 8g

9 剂，水煎服

继服9剂后再次电话随诊，患儿头皮皮肤仅略发红，已无脱屑出油等情况。此病人初诊以玉屏风散为主疏风散邪燥湿、健脾益气固表；僵蚕、蝉衣升阳中之清阳，姜黄、酒军降阴中之浊阴，一升一降使内外通和；其余苍术、苦参、土茯苓等药清热燥湿止痒；山药健脾利湿排浊；桂枝温通经脉，透营达卫，驱邪外出。二诊时考虑到患儿病程较长，故加入黄芪赤风汤益气活血，使周身血气周流提高疗效。

6. 调和营卫

《灵枢·天年》言："血气已和，营卫已通，五脏已成，神气舍心，魂魄毕具，乃成为人。"可见神是在气血调和，营卫通畅的基础上产生的。正是有了神的产生，五脏的形成，形神俱备，生命才得以形成。可见营卫调和对人的重要。众所周知，桂枝汤为"仲景群方之冠，乃滋阴和阳，调和营卫，解肌发汗之总方"，外证得之，解肌和营卫；内证得之，化气调阴阳。桂枝汤无论内伤或是外感，皆以调和营卫为靶标，其化裁之方小建中汤、黄芪建中汤、桂枝甘草龙骨牡蛎汤等临床应用颇为广泛。

此外，古人也已注意到情志因素对人体营卫的影响。《素问·汤液醪醴论》言："嗜欲无穷，而忧患不止，精气弛坏，营泣卫除，故神去之而病不愈也。""嗜欲无穷，忧患不止"等情志因素影响到营卫的运行导致"营泣卫除"，"神气"不能正常发挥作用，就不能利用针药之力，故神去之而病不愈。中医治病，无论是使用药物或是针灸，或是推拿导引何种方法，欲要营卫调和，五脏调畅，最根本的是要保持情志的健康和合适度。"情动于中，发而中节"，这也是和合思想的一方面重要体现。

洪某，女，72岁，2015年6月24日来诊。最初因房颤就诊于我处，控制尚可，无明显心慌心悸，近日血压波动，早晨（140 ～ 150）/100mmHg，下午血压又偏低，觉心慌气短，运动过快时尤甚。舌质暗，苔薄，脉沉。辨其营卫失和，以黄芪赤风汤为主加减活血益气，调和营卫。处方如下：

生黄芪 10g	赤芍 10g	防风 8g	柴胡 10g
枳壳 10g	白芍 15g	炙甘草 10g	桂枝 10g
大枣 10g	生地 15g	麦冬 12g	生白术 15g
山药 15g	扁豆 8g	砂仁 5g	

7 剂，水煎服

一周后病人来诊，血压稳定在（130 ～ 140）/90mmHg，心慌症状亦有缓解。

黄芪赤风汤为通调气血之方，亦为调和营卫之方。正所谓"损其心者，调其荣卫"，无论是炙甘草汤还是桂枝汤，抑或是黄芪赤风汤，在治疗心系病时其应用都旨在调补中焦以和其营卫。

7. 调和肝脾

肝主疏泄、脾主运化，肝脾调和为气机正常的关键。若肝气郁结，横犯脾土，或因脾虚不充，肝失疏泄，而肝木乘脾，以致脘腹胀痛，胸闷胁痛，神疲食少，腹痛泄泻，月经不调。治宜疏肝解郁、健脾助运，代表方有四逆散、逍遥散、痛泻要方等。值得注意的是，四逆散虽可调和肝脾，但并非仅可作疏肝理脾之用。薛老言此方为少阴病初萌之方，为刚柔并济之方，可疏达阳郁，升清浊降，三焦分消。可消有形或无形邪滞，五脏之郁皆可畅达，中医内外妇儿诸科均有四逆散的使用机会。薛老还说"四逆散常可调治诸补剂不效，轻剂缓调，往往可起沉疴！"

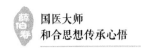
学习薛老经验，我临床中也常用四逆散为主方治疗各科疾病，举一例说明。徐某，男，26岁。2016年8月17日初诊，自诉一周前单位体检时发现血压升高，测血压为140/100mmHg，无高血压病家族史。无明显躯体症状，平时工作紧张，熬夜偏多致入睡较晚，且入睡困难，神情疲惫，饮食正常，大便不成形。舌淡胖，苔薄，脉细缓。四诊合参辨证为肝脾不和，心肾不交证。处方以四逆散合交泰丸加减。具体处方如下：

柴胡 10g	枳壳 10g	白芍 15g	炙甘草 10g
天麻 15g	杜仲 10g	川断 15g	川芎 10g
黄连 6g	肉桂 3g	葛根 15g	茯苓 15g
泽泻 15g	炒白术 10g	山药 15g	

7剂，水煎服，并嘱病人每日规律自测血压并记录。

二诊（2016年10月19日）血压稳定在120/（70～80）mmHg，睡眠仍较晚，一般情况可，舌淡红，苔薄，脉细。原方加钩藤15g，7剂，水煎服，嘱继测血压1周。

三诊（2016年10月26日）病人血压较为稳定，舌淡红，苔薄，脉细弦，去泽泻，14剂水煎服，嘱继观血压。

四诊（2016年12月7日）收缩压在正常范围，舒张压在80～95mmHg波动，舌边稍红，脉沉细，眠可，大便正常。处方以四逆散合天麻钩藤饮加减，用药如下：

柴胡 10g	枳壳 10g	白芍 18g	炙甘草 10g
当归 12g	生白术 10g	天麻 15g	猪苓 20g
泽泻 20g	钩藤 15g	杜仲 10g	川断 10g

决明子 10g   茯苓 12g

7 剂，水煎服

此病人平素工作劳累，精神压力大，眠差，过劳耗伤心脾之阴血，日久则累及肝肾，脏腑之气机逆乱，气血失和。故病人前来诊治四月有余，所选组方用药未用到大剂量安神及平肝潜阳药物，而是以四逆散为主，调动肝脾来使气机调畅，从而调动机体正气使气血自和；运用交泰丸则含有交通心肾之意，辅以杜仲、川断补益肝肾，既清心火使心火下降，又扶肾阳使肾水上承；天麻钩藤饮中的君药有平息肝风之效，含有高血压病治法中以肝为本的思想；白术、茯苓以健运中土；川芎、葛根以调气活血。病人服药后血压逐渐平稳下降，睡眠质量有较大改善，疗效值得肯定。

8. 升清降浊

《素问·六微旨大论篇》言："非出入则无以生长壮老已，非升降则无以生长化收藏，是以升降出入，无器不有。"可以说人体任何疾病的产生都与气机升降失常有关。气机的升降与五脏六腑皆有关系，其中与脾胃之关系最为直接主要。胃主受纳，脾主运化升清，二者同居中焦，为一身气机升降之枢纽，共司饮食水谷的受纳消磨、吸收输布，以使清升浊降而气机调畅。

升降散为升清降浊之代表方。其源流复杂，关于其出处说法不一，但此方由杨栗山《伤寒温疫条辨》一书发扬光大，世所公认。此书为蒲辅周先生倡读之书，薛老学承蒲辅周先生，常用亦擅用此方，言"精研一方疗百疾"。升降散虽本为瘟疫而设，但其病机总属三焦火郁、气机失畅，而推之各种内外邪气，皆可致气机逆乱，郁而化火，疾病丛生，故应用广泛。

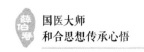

此方集"宣、清、下、和"于一体，取僵蚕、蝉蜕升阳之中清阳；姜黄、大黄降阴中之浊阴，一升一降，内外通和，而杂气之流毒顿消矣。故外感、内伤皆可用之以辛凉宣泄、升清降浊。

受薛老影响，我常将升降散一方用于内科杂病。心肌炎后遗症病人常因感冒而症状反复，此时应用升降散可起到透余邪、调气机的作用，提高疗效。曾治栗某，男，33岁。2017年9月13日初诊。扩张型心肌病两年余，现感冒，咳嗽，乏力剧，咽痒，胸闷加重，夜不能长时间平卧，进食尚可，面色萎黄，大便正常，眠差，舌淡，苔薄白，脉沉细。思病人因外邪引动，内外相扰，心神难安，治以扶正透邪，具体处方如下：

蝉蜕 6g	麸炒僵蚕 9g	姜黄 6g	栀子 10g
桔梗 10g	芦根 15g	生黄芪 15g	生白术 10g
防风 8g	茯苓 12g	桂枝 10g	干姜 10g
丹参 30g	前胡 10g	麦冬 12g	猪苓 20g
泽泻 20g	炒酸枣仁 20g		

7剂，水煎服

二诊（2017年9月20日）感冒已愈，胸闷好转，夜卧已能平卧，咳嗽已消失，眠可，舌淡红，苔薄，脉沉细，面色仍偏黄。扶正固本为主，具体处方如下：

生黄芪 15g	生白术 10g	防风 8g	茯苓 10g
桂枝 10g	干姜 10g	丹参 30g	泽泻 15g
麦冬 10g	党参 10g	熟地黄 10g	川芎 9g
酒黄精 18g	当归 10g	炒酸枣仁 20g	

14 剂，水煎服

三诊（2017 年 10 月 18 日）精神佳，诸症缓解，舌淡苔薄白，脉沉弱。

在二诊处方上去川芎，加鸡血藤 10g，甘松 10g。14 剂，水煎服。

此病人初诊时因外感之邪诱发旧疾，故以升降散透邪外出，升清降浊，通和内外，加茯苓甘草汤加减以振奋心阳，温中化饮，通阳利水。病人服用后症状好转，二诊续用前方加减，因病人身体体质较弱，面色萎黄，遂加入酒黄精、当归之九转黄精丹，以补益气血。

以上诸法正体现了"和之为义广矣"。《素问·生气通天论》中指出，"因而和之，是谓圣度……阴平阳秘，精神乃治。"概括起来，广义的和法是指一切能达到"阴平阳秘"这一目的的所有治法。和合思想以"致中和"为指导，治病以和合为靶标。和合思想所追求的和并非"一团和气"的盲目之和，乃是"和而不同""合其不和""审异致同"之和。中医认为疾病产生的根本原因是阴阳失于和合，而中药配伍上就是根据这个根本的病理基础来确定治疗原则。和合思想启示我们要善于利用"和"的力量去调节"不同"的两方面甚至多方面的关系，顺势而为，调动人体自身的能量对"不和"的局面进行和调化解，促进自愈，来使机体恢复阴平阳秘的状态。

以上诸法仅是临床常用之法，体现了和的内涵，但绝非仅此几种而已，临床应用更应灵活使用各法。和之用法，并无绝对。对于体质壮实风寒感冒之人，用麻黄汤发汗可解，此时发汗法也是和法；饮农药毒物后及时洗胃解毒也是和法；对于癌症病人来说，能使其有质量、有尊严的存活，无论使用何种方式干预，都旨在维持肿瘤与人体的和谐关系，更是"和"法之体现。正所谓"一法之中八法备焉，八法之中百法备焉"。和合之法并

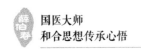

非单纯强调中医学课本所言之和法，强调的是一种圆机活法的思维。和合思想强调和，但并非教人不辨证候杂揉堆砌寒热温凉各药味于一方以求"兼备幸中"。虽说古今有不少大家名家如孙思邈、张景岳、裘沛然等常用大方复方治病，但这都是建立在他们多年经验积累的基础上，药味看似杂乱却能不失章法，如仲景之薯蓣丸、施今墨之气管炎丸便是代表。

此外，药物剂量的处理亦是保证疗效的关键。但正如薛老强调中医临床疗效好坏，绝非与用药剂量成正比，提高临床疗效有诸多方面。薛老对有人提出的"习用轻剂……遂使中医优势变为劣势，只能'调理'身体，丢掉了危急重症的阵地"之论提出了不同见解，认为指责善用轻剂者不妥当；并指出极力倡导重剂应用应该慎重。

第四章

和合思想在中医学中的重要地位

　　和合是中国哲学的重要范畴，和谐统一是中华文化的精华，是中华民族的核心精神。和合哲学思想从一开始就深深地滋润在中华民族精神及其生命智慧的源头活水里。春秋时期的《国语》即载："商契能和合五教，以保于百姓者也。"《管子集校·幼官》亦道："畜（蓄）之以道，养之以德。畜（蓄）之以道，则民和；养之以德，则民合。和合故能习，习故能偕，偕习以悉，莫之能修也。"《周易》说："乾，阳物也。坤，阴物也。阴阳合德而刚柔有体，以体天地之撰，以通神明之德。"中医药学是哲学引领的具有自然科学与社会科学双重属性的学科，中华和合哲学思想与中医文化相互渗透，追求阴阳调和、天人合一的至高境界。名老中医学术代表了相应时代中医界的最高水平，尤其引领"崇尚国故，我主人随"的中医潮流。基于和合哲学思想指导的名老中医薪火传承，将有助于推动中医药学术创新与国医国学的进步。

第一节　中华和合哲学思想本质探析

　　和合文化自春秋战国以来被普遍继承、弘扬与发展。先秦时，《国语》

曰："夫和实生物，同则不继。以他平他谓之和，故能丰长而物归之；若以同裨同，尽乃弃矣。"《礼记》曰："中也者，天下之大本也；和也者，天下之达道也；致中和，天地位焉，万物育焉。"至秦汉，《春秋繁露》曰："天地之气，合而为一，分为阴阳，判为五行。"唐宋时，《张子正蒙》曰："升降阴阳，乃二气和合之动几，虽阴阳未形，而已全具殊质矣。"《沙门不敬王者论》曰："求圣人之意，则内外之道可合而明矣。"至金元，元好问说："看山看水自在身，著处题诗发兴新。日日扁舟藕花里，有心常作济南人。"明清时，徐上瀛言："天然之妙，犹若水滴荷心，不能定拟，神哉圆乎！"新中国成立以来，张立文教授首提"和合学"，并指出和合学哲学只有多维构想、多重意境和多元思想，没有绝对的理论体系，即空容乃大，虚灵不昧，和合学生生本体是"变动不居，周流六虚，上下无常，刚柔相易，不可为典要，唯变所适"的变易生生道体。

和合思想植根于古老悠久的中华五千年文明，主张"为天地立心"，即天人合一，是道、儒、释和墨家文化精神水乳交融所形成的哲学体系。《道德经》"万物负阴抱阳，冲气以为和。"《论语》道："中庸之为德也，其至矣乎！"《原教》言："岂有为人弟者而不悌其兄，为人子者而不孝其亲，为人室者而不敬其夫，为人友者而不以善相致，为人臣者而不忠其君，为人君者而不仁其民，是天下之无有也。"《墨子》说："知，接也。"《抱朴子》说："道者儒之本也，儒者道之末也。"《云栖法汇》云："想是同脉生，血脉原无间。"孔墨老庄均融合了系统的和合思想，以论道人类发展过程中的各种关系，如人与天地、人与人、人与社会文化等。

可见，和合思想是在中国长期历史发展过程中逐步形成的中国人关于天与人相通，人与人共处的一种独创的思想体系。中国传统文化以人为本位，以"和"为宇宙万物存在发展的基础，在认为万事万物存在对立统一关系的同时，主张通过人与社会、人与人、人与自然、人与自身诸关系合乎中节的协调，来消解冲突，以实现万物并育、共同发展。和合精神是中华民族传统文化所倡导的治国、处世、为人的一大准则。所谓和合之"境""理"由于"知行"转换，"知理明境"和"行理易境"，"知理"而"行理"，"明境"而"易境"。张立文教授指出和合是指自然、社会、人际、心灵、文明中诸多元素、要素的相互冲突融合，以及在冲突融合过程中各元素、要素的优质成分和合为新的结构方式、新事物、新生命的总和，中华和合哲学思想本质的重要体现即在此。我的博士导师王阶教授曾说，"中华民族健康思维及心态的形成是岁月锤炼的文化共识。中医药文化蕴含的哲学思维优势是中华民族的文化印记，可以引导国民健康发展，促进国民健康心态的形成。"和合思想作为一个涵盖了医学、哲学、教育学、社会学等多方面内容的思想，其内涵和影响是广泛而深远的。和合思想作为中华优秀传统"和"文化的总结延续，是从宇宙自然、天地、社会、心身诸方面达到和谐的妙道，其所蕴含的和而不同的哲学智慧不仅可启发医学思维，亦可运用于不同思潮、不同观点以至不同意识形态、不同国家、不同民族之间，以求和谐共存。

第二节　中医药学和合哲学思想的特征

中医文化源远流长，和合思想渗透于中医药学理论与实践的方方面面，和合哲学既是中医药学发展的活水源头，亦是中医药学所追求的至高

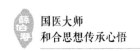

境界。《太平经》曰："阴阳者象天地以治事，合和万物，圣人亦当和合万物，成天心，顺阴阳而行。"《黄帝内经》云："阴阳之气，其新相得而未和合，因而泻之，则阴阳俱脱，表里相离" "因而和之，是谓圣度"。《神农本草经》言："药有君、臣、佐、使，以相宣摄合和。"《伤寒论》云："荣气和者，外不谐，以卫气不共荣气谐和故尔，以荣行脉中，卫行脉外，复发其汗，荣卫和则愈。"中华和合哲学赋予了中医和合文化对宇宙生命精致的论道，如《黄帝内经》所说："人以天地之气生，四时之法成" "其知道者，法于阴阳，和于术数，饮食有节，起居有常，不妄作劳，而能神与形俱，故能尽终天年" "提挈天地，把握阴阳，呼吸精气，独立守神，肌肉若一，故能寿敝天地，无有终时，此其道生"。

一、阴阳调和，天人合一

阴阳体系是中国哲学所独创的最重要理论，是中华智慧文明认识宇宙本原与阐释宇宙变化的思想经典，可谓是集宇宙规律的大一统者。《易传》说："一阴一阳之谓道。"《老子》曰："道生一，一生二，二生三，三生万物，万物负阴而抱阳，冲气以为和。"《天道无二》说："天之常道，相反之物也……阴与阳，相反之物也。"《黄帝内经》曰："阴阳者，天地之道也，万物之纲纪，变化之父母，生杀之本始。"《局方发挥》言："阴阳二字，固以对待而言，所指无定在。"阴阳具有对立统一、互根互藏、交感恒动、消长转化、自和平衡的特点。中医和合哲学与阴阳调和相互交合包容，阴阳调和是中医和合精神的具体目标体现。《论衡》载："正身共己而阴阳自和，无心于为而物自化，无意于生而物自成。"《黄帝内经》曰："谨察阴阳所在而调之，以平为期""阴平阳秘，精神乃治"。《伤寒论》指出："凡病，若发汗，若吐，若下，若亡血、亡津液，阴阳自和者，必自愈。"《素灵微蕴》言："阴平阳秘，是以难老。"

阴阳调和是中医药学理法证治方药所直指的境界，天人合一则是古今中医和合文化的制高点。《荀子》道："天地和而万物生，阴阳接而变化起。"《国语》载："阳至而阴，阴至而阳，日困而还，月盈而匡。"《管子》言："春秋冬夏，阴阳之推移也；时之短长，阴阳之利用也；日夜之易，阴阳之化也。"《春秋繁露》道："中者，天之用也；和者，天之功也……中者，天地之终始也；和者，天地之所生成也。德莫大于和而道莫正于中也。中者，天地之美达理也。"天人合一得益于阴阳调和，亦指导实现阴阳调和的途径。《黄帝内经》言："春夏养阳，秋冬养阴""动作以避寒，阴居以避暑""治不法天之纪，不用地之理，则灾害至矣""夫百病者，多以旦慧、昼安、夕加、夜甚"。

《庄子》言"天地者，万物之父母也。合则成体，散则成始"，《史记·乐书》也说"天地相合，阴阳相得，煦妪覆育万物"。人本天地之气，秉阴阳之性。人体以阴阳为基，"和而不同"正体现了阴阳之间一种对立统一的关系。统一即和合和谐，阴阳合而育万物；对立即矛盾不同，阴阳运而出变化。薛老也说过：先天八卦水火相济、乾坤和合，天地三阴三阳皆对立统一、皆矛盾中和而达自然美满，八卦学说以通万物之情、以通神明之德，为杰出中华文化的智慧之学！学习和合文化更有利于掌握阴阳之道，启发中医思维。

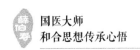
二、整体恒动，辨证论治

中医药学理论体系的基本特点是整体恒动观与辨证论治。和合境界是宇宙大尺度的哲学，整体恒动和天人合一一样构筑了其中的典型特征。《孟子》说："有诸内，必形诸外。"《黄帝内经》道："视其外应，以知其内藏，则知所病矣""从阴引阳，从阳引阴""恬淡虚无，真气从之，精神内守，病安从来"。《金匮要略》言："见肝之病，知肝传脾，当先实脾。"《四言举要》载："春弦夏洪，秋毛冬石，四季和缓，是谓平脉。"《格致余论》道："天主生物，故恒于动；人有此生，亦恒于动。"这些论述均体现了整体恒动的观点。

生命科学与医学均具有整体恒动的思维，而中医药学尤其突出治病的人，更关注整体症状的变化，具体特点就是针对证候动态变化而调变理法证治方药以调和患者阴阳。辨证论治植根于中华和合哲学内核中，在基于天人合一，以人为主体的中医药学中论断精辟。《黄帝内经》曰："内外调和，邪不能害。"《伤寒论》道："观其脉证，知犯何逆，随证治之。"《千金要方》言："上医医国，中医医人，下医医病；上医医未病，中医医欲病，下医医已病。"如治疗胸痹病，症状表现为胸痛如刺如绞，痛有定处，入夜为甚，舌质紫暗，有瘀斑，苔薄白，脉弦涩或结代，辨为心血瘀阻证，治以活血化瘀、通脉止痛，取血府逐瘀汤加减；若前证伴有明显的胸闷重，痰多气短，肢体沉重，纳呆便溏，咯吐痰涎，舌体胖大边有齿痕，苔白滑，则变为痰瘀互阻证，取血府逐瘀汤合瓜蒌薤白半夏汤加减。

薛老认为从中医角度来说，生命生理代谢正是"和而不同"的结果。"和"

表现为一定的稳定性，这种稳定性来自"不同"两方面力量的均衡，即"刚柔得适谓之和"（《新书·道术》）。"和"作为一种最稳定的不确定态，是整体恒动观的生动体现。这也启发我们治病要灵活圆融，要把人放到整个自然、整个社会中去看，要把人看成恒动的，不可只见病不见人，要时刻以人为本。正如蒲辅周先生所言，人是活体，存在病源之不同，禀赋之差异，故而治疗方法应各不相同，应是一人一方。另外，随着周围环境的改变，人体自身亦随之变化，所以，病情随时都在转化。在一定的条件下，原来的本可以转化为标，而标又可以转化为本，所以临床应以动态变化的眼光去看待标本之间的关系。不管是新病还是旧病，导致机体产生病变的主要因素就是本，在几种邪气合犯人体的情况下，对机体危害最大的就是本，也就是应该解决的主要问题。其他可以举一反三，切勿胶柱鼓瑟，刻舟求剑，以误病家也。

和合思想强调和而不同，提示我们要把握干预的度。正如蒲辅周先生说：有很多病，只宜调而不宜治。薛老也强调，久病杂病，要顾护正气，"衰其大半而止"。例如，对于当前一些肿瘤的治疗，放化疗是有效的，但若一味抗癌、攻伐则伤人正气，正气不足则易致疾病生变或是反复。和合思想的整体恒动观，启示我们要尊重临床稳态，对于一些就目前医学水平而言尚不能完全解决的疾病，不妨暂且达成一种人与疾病之间的平衡，以留人为第一要务。切不可急于求成，以人体当战场，大杀四方、疲劳作战，如此做法，治病伤人得不偿失。刚柔并施、适度治疗、带瘤生存，将肿瘤当作一种可控的慢性病进行干预，不失为一种好的方法。薛老也强调，与其药石杂投，损伤胃气，不如食疗或是中病即止后，暂投和调缓

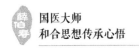
剂，以待人体自复。

三、中西医结合，我主人随

和合精神重在"以和为贵"，中医和合文化要求医者"上知天文，下知地理，中知人事"。中医药学自古就有兼容并举，和合发展的特质。中医药学与现代医学根基于不同的理论思维与实施模式，但公认的是二者实践所导向的目标是一致的。近代朱沛文曾对中西医的学理与方法进行了比较，他认为"中华儒者精于穷理""西洋智士长于格物"。他所持的中西医"各有是非、不能偏主"的见解是比较客观的。中西医学都应是开放包容的医学。和合思想的高明之处就在于"兼收并蓄，为我所用"。要尊重中西医学各自特点，允许差异存在，把握好中西医学的发展方向。和而不同，承认差异，互补配合，与时谐进，逐步达到结合。

中西医结合模式是时代发展的趋势，也是和合哲学的内驱所然，所谓"和实生物，同则不继"。古老中华文明的预见性及其所孕育的大一统性，正在为现代科技所揭示。故中西医结合的实质进展，应是基于我主人随，"自己说"及"说自己"的大格局而发展的。

现代科学技术的创新如翻天覆地，造就了人类智慧文明盛世。中华文化长河滋润着奇迹般的华夏民族，正在导引着世界的东方回归。中西医结合，我主人随，崇尚国故，崇尚中华和合文化时空曲线之美。如干细胞与再生医学引领的第四次医学革命即将到来，中医药学和合精神驱动了阴阳调和在干细胞与再生医学上的结合与延伸发展。中医学应结合西医学精准的疾病诊断方式，西医学也应吸收借鉴中医学整体、恒动、和谐的思维方式，二者都应是以人为本、为人服务的工具。而医生的职责就是针对不同的病人，选择能使他们获益最大的治疗方式而已。也正因为中西医学的"和而不同"，我们才能看到更多的可能和希望。但正如章次公老先生倡导的"欲求融合，必求我之卓然自立"，中西医学的结合要以中医自身的强大为前提，也正如薛老强调"中医临证应与时俱进，但又不能盲目跟进而丢了自己根本的东西"。

第三节 和合哲学在名老中医学术
传承中的重要价值

中医药学是实践经验医学，中医文化的延续是基于不断继承与创新的实践的发展。名老中医是中医药学国粹的杰出代表，是中医药学原创性的时代集大成者。王永炎院士指出"弘扬中医药学原创思维和原创优势，要重视传承及在传承基础上的创新"，而关键是要实现名老中医学术经验的薪火传承。

一、和合思想指导价值

中华文化与中医文化的和合特质，孕育了名老中医的和合学术思想。名老中医的一生在实践中医中得到理性和合的升华，为中医实践经验医学与实践 - 认识的循环所决定。目前名老中医学术传承的主要形式有名师带徒、研究生教育、"优秀人才研修项目"、中医药学家经验传承博士后模式、家传教育等。名老中医学术传承的队伍规模日益宏大，在一定程度上推进

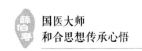
了中医学术与文化的延绵，但传承的质量并未与之成比例的提高，其问题包括传承陷入表面形式、严重缺乏一脉相承的传统、质量考核管理体系不规范、单纯强调论文产出而忽视临床实践传承、缺乏原创性创新等。名老中医学术传承质量的下滑，敲响了中医药学继承创新发展的警钟。种种问题归根结底在于传承思想的指导出了偏差，应当给予修正。

师承制与家传式作为历代名医大医辈出的主流传承方法，其大环境就是跟名师、读经典、做临床、善悟道。回归古代造就名医的大环境，无疑是浓郁纯正的中医文化及其和合属性。而当今西学东渐，现代科技元素不断被引入中医药学，西医学占据了主流，我随人主流落甚广，中西医结合模式陷入误区，逐渐冲击了中医药学固有的主导思维模式。中医和合文化飘扬着我随人主的变相旗帜，致使中医药学的优势难以发挥，名老中医学术经验传承受到牵制性的不利影响。

基于弘扬中华和合哲学，中医和合文化的回归与主导特性应置于名老中医学术经验传承的大环境中，传承者以和合的精神，立足于我主人随，实现名老中医学术和合经验在理论与临床实践的一脉相承，以延绵、创新与发展中医药学术而至和合的新境界。

二、和合精神是名老中医学术共性

《礼记》说："医不三世，不服其药。"名老中医无不盈备广博的中医理论基础、丰厚的临床经验、精湛的医疗技能及创新的理论升华，中医和合精神在他们身上最具典型与示范作用。如国医大师邓铁涛的"五脏相关理论"、周仲瑛的"瘀热病机学说"、颜德馨的"气血学说"、任继学的"伏邪理论"的提出及名老中医王琦构建的"中医体质学科",极大地创新发展了中医药学,他们应用一生的和合思想结出了新的果实,推进了中医和合文化的回归。

名老中医具有积淀的和合思想,他们继承弘扬,授受垂范,其自身和合的品性与中医和合文化大环境相交融,中医认识与实践相合,遂就大医精诚之道。

三、和合方法是名老中医学术传承路径

"中医药学的发扬光大,有赖于中医人;中医人的代代相传,有赖于中医魂;中医魂的固守熔铸,有赖于学术传承。"名老中医学术经验一脉相承需要传承人志于和合的哲学高度,身临其境,柳暗花明,心领神会,登堂入室。中医和合文化主导的我主人随思想,意味着名老中医学术经验传承的和合路径丰富多样。如以人为特色、以疾病为特色、以方剂为特色、以思维为特色、以计算机人工智能构建的专家系统为特色及其辅助平台特色等师徒传承研究模式,从学术点带动整体面,囊括学术形成与发展时空曲线,引领名老中医学术杰出优势的传承。又如中医药学家经验传承博士后模式将师承制教育与博士后工作相结合,以实现名老中医学术传承与高层次人才队伍建设的双重效应。

中医人坚定的中医魂,一方面源自中医和合文化与名老中医和合思想所熏陶点悟的大中医格局,一方面则不脱离传承人具有所追求的和合精神。

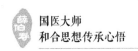
四、和合哲学能够创新中医药学术

中医药学的发展与其"根"是否扎得深密切相关，我们所要做的，是如何使这个根扎得更深一些，从而使中医之树能苗壮成长。中医和合思想的境界是要实现根深叶茂。如《伤寒论》言："勤求古训，博采众方。"中医药学术创新能力的发展源自中医基本理论及其临床实践水平的提高，科学与人文的有机融合，兼通文史和透视组学，重视表征的观察与体悟，重视多学科交叉渗透融合。对名老中医学术的传承，直指中医药学术能力的创新，和合精神映射了继承与创新共同体。

中医药学基础理论的突破线索重在名老中医，名老中医学术传承肩负历史使命。和合哲学思想所指导的名老中医学术传承，回归了中医文化大环境，其理论与实践所融合的中医和合思维模式，无疑会推进中医药学术能力的创新发展，尤其是中医药学基础理论的原创性突破。

第五章

薛伯寿国医大师对"和合"思想的传承创新

多年的跟师学习，耳濡目染、润物无声，逐渐对和合思想有了更为深刻的认识。我们知道"和"的思想历史由来已久，也相对比较完备了。但薛伯寿国医大师基于自己六十年的中医临证感悟，对"和"有了自己更新的认识，逐渐形成了较为独特的和合思想。由前文所知，阴阳、五行、八卦学说皆以和合为核心，讲究和谐统一发展，和合文化无论在中华文化中，还是在中医药学的发展过程中，都占据着重要的位置，尤其是和法的治疗大法体现了中医药学的基本特点，在临床中更是被众多医家所采用。我的导师薛伯寿教授倾心于中医事业半个多世纪，成为目前中国中医科学院杰出的临床家。薛伯寿教授无论在自己的日常生活中，还是在临床辨证施治过程中，都无不体现了中国阴阳、五行、八卦学说"和合"思想，日常生活中，薛老遵从"和谐""清静无为"的处世准则，讲究奉献，讲究养生，先生鹤发童颜，身体轻盈，思维敏捷，充分体现了以"和"为主导的养生思想的益处。而在临床实践过程中，无论立法遣方、用药剂量还是患者的生活调摄，更是处处以和合思想为指导，在长期的临床工作中形成

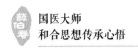
了独特的临床诊疗特点，逐渐构建了自己系统的学术思想，从而在前人的基础上将"和合"思想全面发挥。

第一节　和合是社会生活的重要准则

薛伯寿教授临证已有半个多世纪，在薛老身上流淌着历史弥留的痕迹，天、地、人在时空中斗转星移，而在薛老这结下了勤劳智慧的结晶，可谓德艺双馨。薛老在岁月的足迹中感悟着中华和合哲学思想的博大精深与雄壮巍峨，尤其是在中医文化中对和合思想有深刻的体会及应用。在临证中，薛老遵循中华文化、哲理和和合思想，从整体恒动的状态中把握患者病、证、症、理、法、方、药等综合情况，以实现患者证治相和合的目标。在生活中，薛老讲究顺其自然、清静无为、修身养性、淡泊名利、清心寡欲，追求社会奉献，努力做好本职工作，一切以和为贵，助人为乐，处事求中庸，以求天人合一之和合至高境界。薛老常教导我们"生也有涯，无涯惟智""器分有限，智用无涯"，为人处世，当需彻悟中华和合哲学文化，对处理人与自然、人与人、人与社会的关系将会大有裨益，在临证实践中更是如此。

一、以和为贵，立人达人

"和"的思想作为中国文化的基本精神，贯穿在中国文化发展的各个时期，渗透在各家流派思想文化中，甚至可以说存在于人们社会生活的方方面面。"和"原本多指音乐、烹饪之调和。如《国语·郑语》言："和六律以聪耳",就是说调和六律以达成优美动听的音乐。《礼运》说:"五味六和十二食还相为质也"。古代调和味道的汤谓"和羹"。郑玄解释说:"和羹者,五味调,腥熟得节,食之人性安和,喻诸候有和顺之德也。"郑玄将"和羹"引申到治国安邦上来了,再后来随着思想的启蒙、文化的发展,和的概念逐渐应用到国家社会之治理、生命之孕育、人际之交往上。道家学派创始人老子认为,阴阳和合是宇宙万物的生发本源,"和"为"大德""大道","尊道贵德""无为而治"都是强调其尚和的思想;儒家将"和"作为人文精神的核心及伦理、政治、社会法则,倡导中庸;道家代表人物庄子所论之"和"意为和谐,涵盖"阴阳和合"与中庸之道;《管子·内业》说:"凡人之生也,天出其精,地出其形,合此以为人。和乃生,不和不生。"在管子看来,即使是个人之出生、成长,也是"和"的结果。除上述主要"和"之概念外,"和"思想尚蕴含着丰富且复杂的哲学精神。

和合作为华夏民族生活哲理的表征,作为生活理念的和合思想具有化解人与人、人与社会、人与自然及人与自身心理间的矛盾和冲突的深刻意蕴,也可为今天人们生活方式的优化,提供历史借鉴和现实思考。《论语·卫灵公》道:"子贡问曰:'有一言而可以终身行之者乎?'子曰:'其恕乎!己所不欲,勿施于人。'"《论语·雍也》亦道:"子贡曰:'如有博施于民而能济众,何如?可谓仁乎?'子曰:'何事于仁!必也圣乎!尧、舜其犹病诸!夫仁者,己欲立而立人,己欲达而达人。能近取譬,可谓仁之方也已。'"《论语·学而》曰:"礼之用,和为贵。"薛伯寿教授对中华和合哲学思想有所研究与悟道,指出以和为贵,具体涵括如爱人、知人、达人等仁爱之心,亦及自然宇宙万事万物融合而各得其所,所谓"和实生物,同

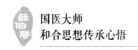
则不继"。

《庄子集注》曰："与人和者，谓之人乐；与天和者，谓之天乐""子，天之合也；我，人之合也"。《辞源》言"和，顺也，谐也，平也，不刚不柔也。""和"是中华文化的核心价值体现，现如今和谐社会、和谐世界之倡导，均是和文化的外在表达。薛老指出以和为贵、立人达人，不仅是为人处世的基本准则，亦是修身养性，延年益寿的基本途径。《礼记·中庸》言："喜怒哀乐之未发谓之中，发而皆中节谓之和。"人要控制好自己的情绪，将道德修养达到中和的境界。《素问·阴阳应象大论》云："是以圣人为无为之事，乐恬澹之能。从欲快志于虚无之守，故寿命无穷，与天地终，此圣人之治身也。"《素问·上古天真论》云："上古之人，其知道者，法于阴阳，和于术数，食饮有节，起居有常，不妄作劳，故能形与神俱，而尽终其天年，度百岁乃去。"中医和合思想中蕴含丰富的以和为贵的内容，如《黄帝内经》养生思想博大精深，其中最重要的原则之一就是以"和"为贵，具体包括清静平和、天人和谐、饮食调和等。和可相成相济、相辅相成而发展。和字当头，人事万物的纷争将会缓和，人心内心的混杂亦将会化解。《孟子》曰："天时不如地利，地利不如人和。"

二、和而不同，保合太和

《论语·子路》曰："君子和而不同，小人同而不和。""和合"，分而论之："和"，指异质因素的共处，和谐、和睦、和平、祥和、中和；"合"，指异质因素的融合，结合、汇合、联合、组合、符合、合作、合理。《管子·幼官》曰："蓄之以道，养之以德。蓄之以道，则民和；养之以德，则民合。和合故能习，习故能偕，偕习以悉，莫之能伤也。"每个人都是独立的个体，各具特质且差异分殊，但人与人之间不是彼此孤立存在而不相关的，人类的运动变化都应自发地遵循或趋向"和"这一宇宙间固有的法则，这样才能遵循天地万物变化规律，以达和合。人与人、人与自然在"和"的整体协调中展现独立个体的性能及存在价值，正所谓"万物并举而不相害"。万物和而不同，相对相关、相异相依，乃是促进万物生发与发展的必由之路，是人类生存、世界民族团结、人与自然相处的基础。中国传统文化以人为本位，以"和"为宇宙万物存在发展的基础，在认为万事万物存在对立统一关系的同时，主张通过人与社会，人与人，人与自然，人与自身诸关系合乎中节的协调，来消解冲突，以实现万物并育、共同发展，并由此形成了内容丰富、独树一帜的中国古代"和谐"思想文化。和而不同，如《礼记·礼运》曰："使老有所终，壮有所用，幼有所长，鳏寡孤独废残者皆有所养"。

保合太和，如《周易》曰："乾道变化、各正性命、保命太和，乃'利贞'。首出庶物，万国咸宁"。薛老在生活中强调和而不同的现实远景，可以预见人类自身的矛盾将走在和平与发展的主旨道路上，人类与自然环境之间的矛盾将得到相生的回归，人类文明智慧的光辉将会惠及宇宙边缘。"和而不同"强调君子由于重"义"的缘故，可以在彼此有别的情况下保持和谐状态，不会彼此乖戾，所谓"万物并育而不相害，道并行而不相悖"，以之处理当前全球化氛围下各种异质性文化思潮并存且竞争乃至相互冲突的现象，认为只要遵循"和而不同"的原则，这些观点立场彼此相异的文化思潮就能保持"各美其美、美美与共"的局面，实现"百家争鸣、百花

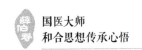
齐放"的理想。《国语·郑语》曰："夫和实生物，同则不继。以他平他谓之和，故能丰长而物归之；若以同裨同，尽乃弃矣。故先王以土与金木水火杂，以成百物。是以和五味以调口，刚四支（肢）以卫体，和六律以聪耳……夫如是，和之至也。"

薛老指出，当前快速发展的中国社会还有着诸多未解的问题：地区、人口贫富差距逐渐拉大，人心浮躁，贪图名利权势者不少；为晋升搞科研，科研成果数量很庞大而质量却很低；急功近利，虚假成果难绝；人权公平尚需改善等，都需要回归和继承发扬中华和合哲学的思想，坚持遵守科学发展观，以解决这些问题。

三、道尊中和，以致虚静

《礼记·中庸》曰："中也者，天下之大本也，和也者，天下之达道也。致中和，天地位焉，万物育焉。"《老子》曰："万物负阴而抱阳、冲气以为和" "知和曰常，知常曰明"。《春秋繁露义证·循天之道》曰："夫德莫大于和，而道莫正于中。中者，天地之美达理也，圣人之所保守也……中者天之用，和者天之功也，举天地之道而美于和。"《周易》强调"中和"的思想，在儒学和道学中都得到了极力推崇。老子的中和观与孔子的中庸观其根本意蕴是一致的，都是继承商周文化的精神实质而演变的同源异流。老子要超越的是人们价值判断对道的整体性的分割，其思想的真正意蕴是在阐述一种内圣外王的哲学，通过对善恶等价值两极的超越而得到完整认识，进而成就社会和人生的价值。在人类社会，于生生通变之中守"中和"之道，为易道之本，推崇"中和"之道，其价值追求可以归结为是在全世界人民自由意志的基础上努力实现全人类的普遍人权和基本自由，以宽容的人道主义精神促成适应人类社会进步的公共秩序的和平与安定。

薛老尤其重视这一点，他常言中和中正之道，为追求完美成功之道；老子"处无为之事""为之于未有"为光辉伟大的战略思想，倡导"防患于未然""上工治未病"为自然、社会、人文科学的指导方针，此为无为而治的真谛，道文化在中华文化中根深蒂固，是我们中华文明绵延数千年发展昌盛的根基。同时，中华文化中和之道将会是引领世界可持续发展的中心哲学，亦将成为人类社会所崇仰的至高思想，"道法自然"，认识、掌握、服从自然规律，不偏不倚，如冯友兰教授所言"极高明而道中庸"。欲把握和合之精义，需以理解"中和"二字为首要。

和合思想所追寻的中和之道，并非折中主义，它强调的是一种遵循"和而不同""发而中节""道法自然"特点的闪耀着辩证法光辉的中庸之道。正如《中庸》首章所言："喜怒哀乐之未发，谓之中；发而皆中节，谓之和。中也者，天下之大本也；和也者，天下之达道也。"可以看出，中和强调一个适度原则，这对当前以对抗为主的医疗技术是有启示意义的。孔子曾与其弟子专门谈论对于"中"的认识。有一次孔子的学生子贡问孔子，子张和子夏哪个更贤明一些。孔子说子张常常超过周礼的要求，子夏则常常达不到周礼的要求。子贡又问，子张能超过是不是好一些？孔子回答说超过和达不到的效果是一样的。这就是所谓的"过犹不及"。中和之道，就是不偏执，不过亦无不及。朱熹注《论语》"允执其中"句说："中者，无过不及之名。"《朱子文集》卷六十四云："以其无过不及，不偏不倚，故谓之中。"《答林择之》亦言："喜怒哀乐，浑然在中。未感于物，未有倚着一偏之意，

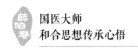
亦未有过不及之患，故特以中名之。"

在长期的历史发展中，儒、道、释文化所蕴含的中正和谐的思想潜移默化地影响着一代又一代国人的性格心理、思维方式及社会实践。中正和谐，成为国家层面、社会层面的追求，国家治理和社会文化氛围的营造无时无刻不受着和合思想的影响，它已成为社会发展的一个重要内容。儒家所强调的"中和"，在社会生活和自然运行中起到了标杆的作用，"中"成为衡量事物的标准，国家、社会、个人都将追求、保持"中"作为达到和谐的途径。正如董仲舒所认为，事物的成长起始于中，也终结于中；中是天下最美好的道理。在《春秋繁露·循天之道》中，他说："始于中，止必中也。中者，天下之所终始也。……道莫正于中。中者，天下之美达理也，圣人之所保守也。""中"是天下万物不可偏离的思维轴心，是道的价值标准，是至高无上的理则，圣人所必须"保守"的大道。正是由于对"中和"的肯定和提倡，万物才能"各如其序"，达到"和"的结局。

中国传统的儒、道、释哲学都可说是一种高超的生命哲学，是用人的自觉能动性感悟生命，提升生命质量和境界的生命智慧。《道德经》曰："道冲，而用之或不盈。渊兮，似万物之宗""万物并作，吾以观复。夫物芸芸，各复归其根。归根曰静，静曰复命，复命曰常"。道家的生命哲学，从大道的虚静本质出发来理解生命，主张虚静，虚为天，静为地，即天地之道。生长壮老已循环往复，乃是生命的大根大本，动作纷纭只是暂时的表象，生命倘能致虚守静就是归根复命。归根复命就要对生命的顺向消耗过程（顺则生人）作逆溯的修身炼养，利用天地阴阳消长之机，夺天地生生不已的造化之妙，得长生久视之生命自由。薛老认为，当我们心怀尊道贵德，顺从中正中和之道，致虚静之境则是自然之事，达到淡泊名利、追求奉献。薛老经常跟我们提到的一个词语就是"静则生慧"，一个人的聪明才智也只有在心怀中和之道、恬静少欲之时，才能充分发挥潜能。防病于未然，《素问·上古天真论》有云："夫上古圣人之教下也，皆谓之虚邪贼风，避之有时，恬淡虚无，真气从之，精神内守，病安从来。是以志闲而少欲，心安而不惧，形劳而不倦，气从以顺，各从其欲，皆得所愿。故美其食，任其服，乐其俗，高下不相慕，其民故曰朴。"陶弘景在其《养性延命录》中也说："能中和者必久寿。"

薛老关于目前社会上对名利的追逐也有自己的看法。认为人人皆应追求社会奉献，薛老说："尊道贵德，不争自胜就是最好的争先"，为名利、为权势竞相追逐，外表看好像是为了公共大众，其实还是为了自己。应各尽其职，无私心、无私求，自己做好本职工作，力求精益求精地提高工作水平，顺其自然晋升，淡泊名利，知足常乐，真正做到问心无愧，就是最好的争先。

四、天人合一，阴阳和合

《周易·系辞上》曰："天生神物，圣人则之。天地变化。圣人效之。天垂象，见凶吉，圣人象之；河出图，洛出书，圣人则之。"和洛之道，八卦学说，皆为自然哲理，和合本源。《春秋繁露》曰："天者，万物之祖，万物非天不生。""天人合一"是中国哲学史上的一个非常重要而又耳熟能详的哲学命题。季羡林先生认为，"天人合一"思想是东方文明的主导思想，是东方综合思维模式的具体表现。中国传统文化中人与自然的关系，以最早的崇拜自然、敬畏自然为基础，经过了宗教化、哲学化的演变过程，最终形成追求"天人合一"的理想境界。"天人合一"既是中国传统文化中的宇宙观，又体现于各个社会法则和人生理想。"天人合一"是儒家的主流思想，如何理解儒家的"天人合一"思想，关系到对儒学的思想内容及其当代价值的评价，也关系到当今人类社会生活的方方面面。薛老指出天人合一是中医药学所追求的阴阳和合的至高境界，其内核贯穿于中医药学整体恒动观与辨证论治的过程中。

中国文化提倡以"和"的方式处理人与自然之间的关系，"天人合一"是中国文化关于人与自然关系的基本态度，在中国价值哲学视野中，"敬天"是实现"天人合一"的前提，"齐天"是实现"天人合一"的基础，"爱天"是动力，而"用天"则是目的。如老子的"天人玄同"说，庄子的"无以人灭天"说，孟子及《易传》《中庸》的"天人相通"说，荀子、柳宗元、刘禹锡的"天人相交"说，董仲舒的"天人相与"说，程颢的"天人同体"说，朱熹的"天人一理"说，陆九渊和王阳明的"天人一心"说。薛老对天人合一境界深有体悟，指出天人合一本于一元气论，一为太极，万物之母；二化为天地，为阴阳学说本源；四象为春夏秋冬长夏，为五行学说之本源；一元气论、阴阳、五行学说皆是中华文化的一部分，也是中医文化的思想精髓。《素问·宝命全形论》曰："天覆地载，万物悉备，莫贵于人。人以天地之气生，四时之法成""夫人生于地，悬命于天，天地合气，命之曰人"，而《素问·生气通天论》云："春伤于风，邪气留连，乃为洞泄；夏伤于暑，秋为痎疟；秋伤于湿，上逆为咳；冬伤于寒，春必温病。四时之气，更伤五藏（脏）"这一段描述一定程度上说明了如果"天人合一"

的和谐关系受到了破坏后人体可能会出现的异常情况，从另外一个角度反映了"天人合一"的重要性。

第二节　和合是中医学思想的重要原则

在前章节已述及并指出中医药学和合哲学思想特征包括"阴阳调和，天人合一""整体恒动，辨证论治""中西结合，我主人随"。薛伯寿教授据阴阳、五行、八卦等学说认为其核心理论为和合，明确指出和合是中医药学思想的重要原则。中医药学奠基典籍《黄帝内经》中载述甚详，如《素问·宝命全形论》曰："人以天地之气生，四时之法成"，《素问·四气调神大论》曰："圣人春夏养阳、秋冬养阴，以从其根，故与万物沉浮于生长之门"，《素问·生气通天论》曰："苍天之气，清净则志意治，顺之则阳气固，虽有贼邪，弗能害也，此因时之序"，《素问·上古天真论》曰："治不法天之纪，不用地之理，则灾害至矣"，《素问·阴阳应象大论》曰："乐恬淡之能，从欲快志于虚无之守，故寿命无穷，与天地终"。薛伯寿教授传承中医经典理论，认为和合思想贯穿于中医药学对人体生理、病理特点的认识及治疗用药规律之中。

一、和合是生命活动的基本规律

和生万物，同则不继，和合是生命活动的基本规律，五脏六腑在神明统帅下和谐合作，《素问·灵兰秘典论》曰："凡此十二官者，不得相失也。故主明则下安，以此养生则寿，殁世不殆，以为天下则大昌。主不明

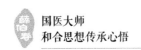
则十二官危，使道闭塞而不通，形乃大伤，以此养生则殃，以为天下者，其宗大危，戒之戒之！"故和合状态是生命活动的最佳稳态，自然宇宙万事万物无不环绕在和合的时空气息中。张立文教授曾指出和合是21世纪中华文化生命智慧的体现，其逻辑思路是天、地、人三界，任何人文世界的存在都在和合逻辑结构方式之中，其本身就是生生和合体，人是天地万物的辅相者、参赞者，所以"虚灵不昧"既是和合可能世界的存在品格，又是整个和合世界创造者的超越品格。换言之，和合可能世界之所以"虚灵不昧"，正是因为其中有作为和合辅相者、和合参赞者——人的自我创造活动存在。机体和合，则正气充沛，邪气被御，脏腑经络各安其所、各行其道，共至阴阳调和。《灵枢·本脏》曰："血和则经脉流行，营覆阴阳，筋骨劲强，关节清利矣。卫气和则分肉解利，皮肤调柔，腠理致密矣。志意和则精神专直，魂魄不散，悔怒不起，五脏不受邪矣。寒温和则六腑化谷，风痹不作。"

　　我们可以观察到这样一个有趣的现象，初生的婴儿，他们的手绝大多数时候是呈握拳状的，而且是将两手的拇指掐在无名指的指根部然后握拳。老子对此生命现象解释说："骨弱筋柔而握固，未知牝牡之合而朘作，精之至也。终日号而不嗄，和之至也。"婴儿稚阴稚阳初生，以自身固养内部阴阳为主，其小手一握，"拘魂门，执魄户"以握固，精满气和血旺，自然神足，无须过多外界补养，只需母乳及充足的睡眠即可满足其早期生长发育。随着年龄增长，人的手掌可灵活开合，这表明人体内部之阴阳开始与外界阴阳交换；但看一些中风病人，手掌半开不合（拇指内收，余四指却伸张），其阴阳不能相顺接，人体内部异常，与外界交换出现障碍；再看那些失神垂危病人，手撒遗尿，只开不合，阴阳离绝，脱散于外，已无法与外界阴阳顺接。可以看出，伴随着人的生老病死，人体和合之态也一直都处在一个阴阳不断变化的状态，人体总需与外界阴阳信息相交接，方能保证生命和合有序进行，这充分表明和合贯穿生命始终，是生命活动的基本规律，和合是最稳定的不确定生命形态。

无论是生命活动的宏观还是微观时空中，和合均起到了主导的作用。正所谓"天地氤氲，万物化醇，男女构精，万物自生""天地合气，万物自生，犹夫妇合气，子自生矣"。老子提出"万物负阴而抱阳，冲气以为和"，他所言之冲气，即阴阳二气在相互鼓荡交感之中包含化合，生育万物。《庄子》言"天地者，万物之父母也。合则成体，散则成始"，《史记·乐书》也说"天地相合，阴阳相得，煦妪覆育万物"。人源于天地之间，本天地之气，禀阴阳之性。和合思想也正反映了阴阳理论中阴阳对立统一的关系。天地运转，一日有白天黑夜十二时辰；一年有四季、五运六气、十二月。阴阳四时变化为万物之根本、生杀之本。因此阴阳所化生之人自然要遵从"和而不同"的道法自然的特点。从中医角度来讲，生命生理代谢正是"和而不同"——升降出入气化综合作用的结果。正所谓"合则成体，聚则成息"，和就是合聚之力，就是生生之机；而"以同裨同，尽乃弃矣"。"不同"顾名思义，就是存在差别，如脾与胃一脏一腑，功能各异而相辅相成，可见差异性为统一功能提供可能，所以"不同"就是克化之力。机体的各个系统、器官、组织、细胞、基因、蛋白等，都是在阴阳和合中诞生、发展而历经生、长、壮、老、已循环不息的过程，虽然其中包括各种通路、途径、机制等弥散曲折，但仍走向了一致的终极境界，从而形成

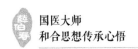
了我们这颗蓝色星球的文明及宇宙的文明。薛老认为中医之形体经络、脏腑、营卫气血、复杂巨系统和谐统一，升降出入、新陈代谢和谐有序，生命之精气神相依而太和，和合思想统领着中医药学发展的足迹，中医药学在和合思想的指引下，对生命活动有了独到的认识，并形成系统的科学理论体系，同时在与时俱进中迈向前所未有的繁荣。

二、和合失守是疾病发生的根本原因

人类无法逃避疾病，就像无法逃避死亡一样。疾病是人类动态生命活动中一种必然经历的形式。疾病的概念随着人类对疾病认识水平的不断提高，以及疾病本身的发展变化而有所变化。古代西方医学之父——希波克拉底认为：人体内存在着血液、黏液、黄胆汁和黑胆汁，所谓疾病就是这四种体液的比例失常。系统论指出疾病是调节代偿机制的破坏从而使机体定态丧失，系统论控制论疾病观进一步认为疾病是低熵（有序）稳态的破坏从而导致熵的增加和机体自由能的减少(负值)。我国古典医籍《黄帝内经》则提出："偏阴偏阳谓之疾"，疾病的本质在于人体的阴阳失调。综上我们可以看出，无论是中西方还是古代现代，对于疾病的认识存在共性。疾病总以失稳、失衡为病理基础，这与和合思想所认识的"和合失守是疾病发生的根本原因"存在一致性。《黄帝内经》道："阴平阳秘，精神乃治""因而和之，是谓圣度"。《素问·六微旨大论》曰："升降出入，无器不有""非出入，则无以生长壮老已；非升降，则无以生长化收藏"，而升降出入、气化、新陈代谢的动态平衡和谐充分体现了和合思想的要求。在中医药学体系中的和合思想可以如同阴阳无限可分一样渗透在其中。藏象讲主不明则十二官危，主明则下安，精神情志协调和畅则少情志之疾。脏腑经络学说、阴阳六经实为八卦学说在生命科学中的灵活应用，从病理追求生理和合，以阴平阳秘为目的。《伤寒论》阴阳六经辨证，实为天人相参，在智慧之学的八卦学说为中医所用产生的脏腑经络学说及从道法自然层面所认识的生理病理、五运六气、六淫病因、病位、病机规律结合的基础上，采用的辨证立法选方用药的方式。和合是生命的最稳态，所谓和合失守即和与不同失去平衡，稳态破坏，疾病产生。但要注意的是，这种平衡不仅仅是指人体内部生理功能的平衡，更包括了人与人、人与社会、人与自然、人与宇宙等关系之间的平衡。

薛老认为和合失守，则阴阳不能相调和，阴阳或偏胜或偏衰，五行生克制化失调，六经脏腑功能失常，天地之气污染失常，疾病由生。薛老临证重视人体气血的功能，重视升降出入生理之变化，经络表里脏腑之功能是否和谐、协调、通畅及七情是否调畅等。和合失守涵盖了包括气血失调、纳化失司、升降失常、情志失畅、内外失和等五方面的内容，而这几方面又往往相互错杂出现。

经言"人之所有者，血与气耳""血气者，人之神，不可不谨养"，气血相生相辅，密不可分。人体若气血调和，经脉通畅，则五脏安和，精神祥和，百病不起。但如若气血失和，和合失守，百病乃变化而生。薛老继承蒲辅周先生"气以通为补，血以和为补"的观点，重视调畅气血，无论是治疗外感病还是内伤杂病皆以气血调畅为目标，常用黄芪赤风汤、逍遥散、小柴胡汤、当归芍药散等气血同调之方。王好古在《此事难知》中指出："大凡治杂病，先调其气，次疗诸疾，无损胃气，是其要也。若血受

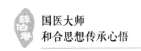

病，亦先调气，谓气不调则血不行。"薛老临床重视气机升降，但不仅善用药物调理气机，更重视人之心理情志因素对气血的影响。人之七情调畅、精神畅达是辨证处方用药取效、事半功倍之关键，亦是和合失守之时需格外注意的一点。

曾经有学者指出五脏和合以脾胃为中心，其具体观点为：生命活动以气化新陈代谢和合为前提，五脏和合以脾胃为枢轴，以三焦为动力和通道，脾胃失健，则五脏和合状态严重受损。和合状态与脾胃纳化功能正常有着密不可分的联系。正如尚中崇儒之董仲舒曾在其文中对"土"所作专论，他认为"土居中央，为之天润，土者，天之股肱也，其德茂美，不可名以一时之事，故五行而四时者，土兼之也，金木水火虽各职，不因土，方不立，若酸咸辛苦之不因甘肥不能成味也。甘者，五味之本也，土者，五行之主也，五行之主土气也，犹五味之有甘肥也，不得不成。是故圣人之行，莫贵于忠，土德之谓也。人官之大者，不名所职，相其是矣；天官之大者，不名所生，土是矣"，董仲舒重土之观由此可见一斑。五行中土对应人体五脏之脾胃，《黄帝内经》言："脾气虚，则四肢不用，五脏不安（《灵枢·本神论》）""五脏者，皆禀气于胃，胃者，五脏之本也（《素问·玉机真脏论》）"。五脏之和合协调运转，需脾胃从中斡旋。我治疗各科疾病重视调理脾胃，如对于患儿发热咳嗽，基于小儿肝多实、脾常虚之特点，常加以四逆散、保和丸等调和肝脾、消食化滞；对于心悸病人常以"中气和而气自平"为指导，加以四君子汤等调和脾胃、补脾养心；对于冠心病病人，多出于心胃同治，以越鞠丸、四逆散、良附丸等加强脾胃运化。

南怀瑾大师在其著作《如何修证佛法》说："道家阴阳家者讲，四象五行皆藉土，九宫八卦不离任。"养生修道，要重视脾胃功能的养护。他曾说"胃即是土，所以我经常劝大家把胃搞好""所谓壬水就是炼精，不漏丹，所以胃一通，就是中宫气通"。《黄帝内经》也讲："人之受气者，谷也；谷之所注者，胃也，水谷气血之海也。"脾居于人体中心，附于胃不停磨动，所以能将食物消化并传输营养给五脏。"凡是善于调养脾胃的人，无不珍惜胃气。气健才会呼吸自如，通调顺达；气弱就会积滞、壅涩不堪。运化食物的，是元气；形成并滋血生气的，是饮食。"医家李东垣在《脾胃论》中也说"元气之充足，皆脾胃之气无所伤，而能滋养元气，若胃之本弱，饮食自备，则脾胃之气既伤，而元气也不能充足，而诸病上之所由生也。"

以上各家所论也与薛老所强调的"药补不如食补，食补不如精补"的观点相一致，薛老强调无病不服药，反对滥服补药，避免增加脾胃负担以耗伤脾胃，薛老重视食疗，并坚持养身修炼，既有动功，也有静功，讲究调心、调息、调形，自创养生益智太极运动十二式，调养后天以养元气。这充分表明了薛老重视养护脾胃功能的观点，也说明生命活动和合有序开展离不开脾胃功能的保障。这也提示我们，当和合失守，疾病发生，从调理脾胃纳化功能的角度去治疗是有道理的。

此外，和合失守，与外界环境变化亦有很大关系。参照《类经》对《素问·气交变大论篇》中五运太过或不及的情况所做的解释，"若过而有制，则为平岁，不在太过之例""若不及有助，则为平岁，不在不及之例"。同样，和与不同也会存在太过或不及的关系，但如果"和"之力能够纠正与"不同"之间太过或不及的关系所带来的"不和"，那就不会发病。如1998年冬至后的北京，应寒反暖，"流感"流行，在这种气候异常和生活环境中，极

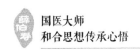
易发为"寒包火"的外感热病，有一家四代人相继发烧，某些中学、小学因发烧的小孩极多而不能上课，薛老用辛凉复微辛温法，取银翘散、三拗汤、升降散合方加减，名为速解流感饮，在门诊广泛运用，价廉而效佳。并被广安门医院作为流感普济方制成汤剂广施与病人，因疗效快而供不应求。此实例中流感盛行即因节候异常所致外界疫毒流行，即使气血调畅之人亦有可能感染此非时之邪，并非只有虚弱之态才属和合失守。《黄帝内经》虽言"邪之所凑，其气必虚"，但此处之虚当为空隙、机会之意，作乘虚而入之"虚"解，而不可单独理解为"虚弱"。和合失守作为疾病产生的根本病因，亦并非单纯指和合失守所致的虚弱状态，阳盛之体亦可为虚，人体病理产物如痰湿、水饮、滞气、瘀血、食滞、郁火等，无不与和合失守有关，并非只有阳虚、血虚、气虚等才属和合失守。应认识到和合与和合失守均是一种常见状态，人总是在和合与失于和合的范围内动态变化。此外，就算是阴阳平和之人，若感受恶性传染病或遭受刀枪虫咬等亦可出现和合失守，导致疾病。从这个角度也可以看出，和合是最稳定却又充满不确定性的生命形式，和合不只是人体生命个体正常存在的代名词，更是人与自然、社会良好关系的表达。因此，正如我们前面所讲，和合失守除表现在人体内在气血、升降、脾胃纳化等生理问题上，亦表现在社会交际问题、自身心理问题等方面。用健康的概念来解释和合是颇为合适的，和合不仅仅是没有疾病和病痛，而且还是躯体、精神和社会适应处于完好的状态。

三、和合是疾病治疗的靶向目标

"合其不和"应该是中医药学治疗的终极目标，这种思想体现在中医治疗疾病的各种方法里，包括八法中的其他七法。清代戴天章云："寒热并用之谓和，补泻合剂之谓和，表里双解之谓和，平其亢厉之谓和。"薛老认为达到生理和合状态，阴平阳秘是中医药治疗的至高境界，和合自然成为中医药治疗的靶向目标。经方效果显著，可能就是因为体现了"合其不和"的思路。如半夏泻心汤是《伤寒论》治疗痞证的代表方，它以调节脾胃气机为立法组方的要点，主治太阳或少阳病误下，脾胃功能受损，升降紊乱，致使寒热错杂于中，气机痞塞，出现心下痞满之症，实有调畅全身气机之功。又如桂枝汤解表散寒，调和营卫，后世不仅把它作为外感病一张重要的方子，而且在很多内伤杂病中也都有很好的运用，可能该方子具有调和营卫的作用是其主要原因。此外，中医学传承了中国传统文化的优秀思想，不仅强调人与自然的和谐统一，还在某种情况下，对于侵入人体的病邪，也主张以开放的态度，采用一种客观的、因势利导的方法，给邪以出路，如常用的汗、吐、下法等，而不是以封闭、围攻、对抗等方法来对待之，这也体现了和的特点。和合思想遵从道家"道法自然"思想，尊崇中和观，治疗疾病以顺势和调为主，反对过度对抗，强调机体自愈机能的恢复。薛老临床强调要重视三通，即心通、汗通、胃通，从整体的层面对人体健康进行认识。

薛老全面继承蒲辅周先生外感病诊治经验，临床善治外感热病，他曾说"外感热病诊治是提高中医及整体医疗水平的关键"。对于外感发热病人的治疗，宣透是核心，正如蒲辅周先生所言："温病最怕表气郁闭，热不得越；更怕里气郁结，秽浊阻塞；尤怕热闭小肠，水道不通，热遏胸中，大气不行，以致升降失灵，诸窍闭滞。"强调治法中以"透表宣肺，疏通里气而清小肠"，不使热邪内陷或郁闭为要点。其在治疗风热闭肺中投予桑菊饮加僵蚕、蝉蜕宣肺祛风，轻清透表，三剂而愈。反观当前抗生素的滥用，伤人之正气，损害脾胃肝肾。在抗生素投入使用至今的仅仅60年间，很多细菌就对抗生素产生了严重的耐药，有的甚至产生了多重耐药。抗生素的问世本来是件好事，它使人的寿命显著延长，对人类的发展起到了至关重要的作用，然而其过度使用使得其成了"最糟糕"的发明。尤其值得注意的是，我国儿童抗生素滥用情况颇为严重，滥用抗生素可导致儿童消化系统功能失调，造成人体微生物群不可逆性改变，日后的肥胖、免疫功能的降低、糖尿病的发病等都与此有关。不可否认，对抗是一种有效的治疗方法。但"过刚者易折，善柔者不败"，一味对抗，势必伤人。2017年《英国医学杂志》发表的一篇名为"The antibiotic course has its day"的文章称，过早停止抗生素治疗会导致耐药性这一观点并没有证据，而过多的服用不必要的抗生素则会增加耐药性风险。而且据英国卫报称，一些专家认为，当病人感觉病情好转，就建议他们停止服用抗生素，长期扎根在医生和公众心中的错误观点应该被纠正。和合思想也认为过度的持久对抗不利于人体自稳态的保持，中医从整体恒动观中调节病理障碍，道尊中和，据病机立法选方择药，祛邪药随病机而变，更有扶正可以祛邪，顺势和调给邪出路，是科学合理的治法。

当前，许多病人把抗生素当成灵丹妙药或者万灵药，即使无适应证时也会自己要求使用，并会要求使用更新一代的抗生素，认为其效果更好，这其中显示出的是中医角色的缺失，这也侧面说明了推广以和合思想为代表的中医传统文化的重要性，中华民族优秀传统文化所蕴藏的智慧之学不应因现代科技、现代医学的大肆传播而没落，其理论的先进性及现实的可行性应得到更广泛的传播。

早在 20 世纪末就有人提出"好的医生应该是使人不生病、少生病，而不是仅仅治病的医生""医学不仅是关于疾病的科学，更应该是关于健康的科学"。和合以人为本，崇尚人与自然、社会的和谐。治疗的目的是为了恢复人体的健康，故除注意疾病之标本盛弱还不够，更要考虑病与人的关系，必须把人体的损益安危放在第一位。治疗疾病，人是根本！以肿瘤的治疗为例，到底应该是治癌以留人，还是留人以治病？这其中的辩证关系是很值得思考的。曾凭借《众病之王：癌症传》获普利策奖的悉达多·穆克吉（Siddhartha Mukherjee）在他这本科普著作中写道："癌是我们自身的一个更完美的'版本'。恶性生长和正常生长，在遗传基因层面是紧密地交织在一起的；要把这两者区分开，可能是我们这个物种面临的最重大的科学挑战之一。"癌，作为我们身体中的所谓"异物""占位病变"，我们习惯性地害怕，把它当成敌人来对待。理所当然地用上放化疗、手术切除等对抗手段。肿瘤一定程度上来讲不应是人体的敌人，是人体对内在环境或者外界环境刺激做出的反应，反应程度存在个体差异，过度的干预是否会加重这种反应呢？正所谓"刚柔得适谓之和"，更多的时候应该追求一种功能稳态，和合之所以表现为一定的稳定性，就在于保持"不同"的多方面力量的均衡，把握好治疗疾病的度，避免过度的"暴力式"干预。

和合作为一种最稳定的生命形态，应当是我们治疗疾病的靶标。医学当以人的整段生命状态为核心，分子、基因等再微观、再确切的证据，也

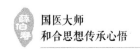

需要结合人自身的生理状态、年龄、职业、社会角色、心理情况、生活环境等来综合考量。疾病作为人体生命对自身或外界环境做出的信息反应，对抗有时是有效的，但若一味抑制人体想要表达的信息，这种暂时被抑制的信息今后必定将以别的途径方式表达出来。正如道家所强调的"反者道之动""毋太过"的辩证法思想，与薛老所强调的"大道和谐，祈盼和顺，崇尚和美，追求和合"，都在强调和的重要，凡事物极必反、过犹不及，医疗行为亦是如此。蒲辅周先生曾论方之"王道"与"霸道"，他说"久病正衰，当以'王道'方为主，多服自有益，不可操之过急，欲速则不达。惜乎有的病家只图一时之快，有的医家急功近利，对于慢性虚损之疾，行霸道极为有害。临床上以霸道方攻伐无过，加重病情者并非罕见。上工治病，不仅要治病，更要治心，千方百计嘱病人耐心治疗，才是好的医生。""王道"方为"君子"，不求功而有功，不言德而有德，其功妙在潜移默化之中。正如叶天士治疗虚损久疾，强调："王道无近功，多服自有益。"

要实现诊疗所靶向的和合状态，薛老认为我们必须要遵循中医药学自身发展的成就和学术医疗经验，重视医德，要从临证实践中去总结继承发扬。要应用中医自身的诊疗思维去把握理法方药的方向，同时要从典籍入手，把经典的根基扎牢，锻造自身中医文化的浓厚底蕴。薛老认为中医药诊疗所靶向的和合境界是超越于现代医学模式的，在超越时代的内涵中蕴含富足的现实可行性。

四、和合是方剂组方的最佳原则

薛伯寿国医大师认为人体要符合的规律有阴平阳秘，生克制化，整体恒动，而和合状态的至高境界决定了诊疗的全程，包括病、证、理、法、方、药等，君臣佐使配伍能达理想疗效，故君臣佐使为组方和合的指导思想，亦成为方药组方的最佳原则。纵观目前研究组方原则的各种文献，就可以发现各种组方原则只要能够体现出和合状态的靶向，就可以达到殊途同归之效应。

我认为从典籍《黄帝内经》中最能挖掘组方原则指向和合状态的源泉。《黄帝内经》中"君一臣二，制之小也；君一臣三佐五，制之中也；君一臣三佐九，制之大也""君一臣二，奇之制也；君二臣四，偶之制也；君二臣三，奇之制也；君二臣六，偶之制也""奇之不去则偶之，是谓重方""补上治上，制以缓；补下制下，制以急；急则气厚，缓则气味薄""阳为气，阴为味""阴味出下窍，阳气出上窍。味厚者为阴，薄为阴之阳。气厚者为阳，薄为阳之阴。味厚则泻，薄则通。气薄则发泄，厚则发热""清阳出上窍，浊阴出下窍，清阳发腠理，浊阴走五脏，清阳实四肢，浊阴归六腑"等语中提及制方之大小、奇偶及用法之上下，药味之厚薄，正是以病邪之轻重、病位之上下、病势之缓急、病体之强弱、气味之厚薄、阴阳之状态作为立法制方的依据，通过权衡方子组成的奇偶大小，协调药物性味的偏胜使得药与人合，以纠偏扶正，达和合之态。后成无己在其著作《伤寒明理论·药方论序》中首先明确指出了这种组方之法并命名"七方"："制方之用，大、小、缓、急、奇、偶、复七方是也。"刘完素对七方认识更为综合全面，他指出"流变在乎病，主病在乎方，制方在乎人"，七方之法在他看来实是"三方四制"之法，"制方之体，本于气味，寒、热、温、凉四气生于天，气为阳，味为阴，辛甘发散为阳，酸苦涌泄为阴，淡味为

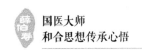

渗泄为阳，或收、或散、或急、或燥、或润、或软、或坚，各随脏腑之证而施，药之品味，乃分七方之制也。故奇、偶、复者，三方也，大、小、缓、急者，四制之法也，故曰治有缓急，方有大小。"完素所言深合《黄帝内经》之旨，《黄帝内经》除七方之法外也的确更阐释了五味配伍之法，如《素问·至真要大论》曰："辛甘发散为阳，酸苦涌泄为阴。咸味涌泄为阴，淡味渗泄为阳。"《灵枢·九针》曰："酸走筋，辛走气，苦走血，咸走骨，甘走肉，是谓五走也。"《素问·宣明五气论》载："辛走气，气病无多食辛；咸走血，血病无多食咸；苦走骨，骨病无多食苦；甘走肉，肉病无多食甘；酸走筋，筋病无多食酸。是谓五禁，无令多食。"《灵枢·五味论》道："酸走筋，多食之令人癃；咸走血，多食之令人渴；辛走气，多食之令人洞心；苦走骨，多食之令人变呕；甘走肉，多食之令人悗心。"《素问·至真要大论》曰："诸气在泉，风淫于内，治以辛凉，佐以苦，以甘缓之，以辛散之""热淫于内，治以咸寒，佐以甘苦，以酸收之，以苦发之""湿淫于内，治以苦热，佐以酸淡，以苦燥之，以淡泄之""司天之气，风淫所胜，平以辛凉，佐以苦甘，以甘缓之，以酸泻之"。这其中从五味所入所禁、五脏苦欲补泻、六气淫胜配伍等方面阐述了《黄帝内经》药物性味组方原则，后世伤寒、温病诸方均承袭《黄帝内经》有关指导，仲景方配伍严谨，适用有效，后世结合岁运、岁气所制定的配伍原则更体现了中医学"天人相应"的整体观思想。

不仅《黄帝内经》中所载诸多内容与方剂之和合配伍有关，《神农本草经》中所载"七情"之法亦属组方之重要指导原则。书中记载"有单行者，有相须者，有相使者，有相畏者，有相恶者，有相反者，有相杀者。凡此七情，合和视之"，七情之法临床常用，其中相须、相使属于增强疗效的配伍关系，相畏、相杀属于降低或消除毒副作用的配伍关系，相恶、相反属于避免配伍的关系。无论使用何种配伍，皆旨在协调诸药以使其更合人体以发挥作用。七情之法，和合增效减毒而已。其实，七情组方之中又寓药性、药对等具体组方之法。如独参汤大补元气为单行之典范；当归、川芎此二味相须而行名佛手散，用之养血活血，为妇科著名之常用方剂；苍术、川芎二味脱胎于越鞠丸，为我临床治疗头目诸症属痰浊上蒙之药对，此二味相使以燥湿行血。我曾治一体型肥胖中年男性，因言语不利就诊于解放军 307 医院，查头颅 CT 提示脑内多发梗死灶，经治疗后好转出院。出院后其常感头目不清，头部时有窜痛，颈项僵紧，言语稍有不利，行动无障碍，舌苔白腻。按痰浊血瘀论治，以芎术丸配伍半夏泻心汤加减治疗三周，其头部、颈项不适明显缓解。

方剂组方之规则众多，虽其名不一，但核心都在于协调药之偏性作用于人体以纠偏扶正。如北齐徐之才《药对》提出的"十剂（宣、通、补、泄、轻、重、滑、涩、燥、湿）"，即为："宣可去壅""通可去滞""补可去弱""泄可去闭""轻可去实""重可去怯""滑可去着""涩可去脱""燥可去湿""湿可去枯"。张景岳在其《新方八略引》中言："补方之制，补其虚也""和方之制，和其不和者也""攻方之制，攻其实也""用散者，散表证也""寒方之制，为清火也""热方之制，为除寒也""固方之制，固其泄也""因方之制，因其可因者也"，其共选古方 1516 首，自制新方 186 首，均按"新方八阵""古方八阵"分类。诸医家之制方之名虽异，配伍之特点亦有所差别不同，但均由相应之理法而出，皆在于寻求人与方、与药的和合之态。如有学者强调组方要研究方根，在临床上可寻找方根与"人"的对应点，即寻找和辨别方根中某种药证、方证出现频率比较高的体质类型，同时组方要遵循配伍原则，即特定的配伍结构、特殊的量效关系、不同的排列组合、合理的协同和拮抗的统一。逍遥散为疏肝理脾的常用方剂，为肝郁血虚之证而设，它体用兼顾，肝脾同治，立法用意十分周到，名老中医方和谦教授在此方的基础上加用党参、香附、苏梗、大枣四味，名"和肝汤"，使其和中有补、补而不滞，既保留了逍遥散疏肝解郁、健脾和营之内涵，又加重了培补疏利之特色，从而拓宽了逍遥散的适应证；李翰卿先生亦善用逍遥散一方，以此方治崩漏，他仿傅山平肝开郁止血汤之意，去茯苓，加生地、丹皮、三七、黑荆芥，以去其通利之性，加强滋阴养血止血之能。虽各医家之用药特点存在差异，但处方用方之思路是有共性的，合理之处方皆达于和合，寻求方药与人的对应而已，可以说和合是组方配伍的最高统领原则。

傅青主为一代大医，其制方君臣佐使剂量分明，近代名老中医岳美中最为推崇："傅氏用药，十分大胆，方剂组合尤其巧妙，用药多者恒多，动辄以两，少者恒少，仅用几分。这种轻重悬殊合于一方的用药法，实是匠心独运，后人评谓：'用药不依方书，多意为之，每以一二味取验'。傅氏之方，粗看虽无法度，实际还是本仲景制方准则而来，不过能够神明变化而已……，傅氏精于药。女科诸方，凡用补养强壮之药则往往量大，如白术、山药、熟地、黄芪等，极量可至二两，用升提开破之药则往往量小，如升麻不超过四分，陈皮不超过五分。此等处皆为人所不敢为。盖傅氏亲自采药卖药，对于药物性能了然胸中，分量轻重自能权衡在手。……读傅氏书，须知最大创造发明处就是他的方剂。这是他几十年研究医学，经过实践总结出来的经验，万勿忽略。"

可见，用方配伍，皆旨在求于和合。处方炫异争奇，不辨阴阳寒热，失于和合，必损人体。正所谓"兵不在多，独选其能，药不贵繁，惟取其效"。临床处方，应时时以和合为最高统领原则，辨证施治而已。我曾经治一久咳病人张某，女，63岁。因高血压、头痛前来就诊，辨为肝风痰浊证，处以四逆散合越鞠丸加减配合西药降压。近来血压稳定，头痛缓解。第二次来复诊时主诉一个半月前鼻炎发作后遗留咳嗽，坚持于某医处服用中药治疗一月，症状略缓解。前两日感冒后咳嗽较前更甚，问能否与高血压一同治疗。时下症见：咳嗽，咳痰，痰多色白质黏易咯，无发热恶寒，无咽痛，时有头痛，胃口佳，大便不成形，夜眠一般，易醒。舌淡苔薄白稍腻，脉细。思病人咳嗽乃因外邪引动而复发加重，与外感所致新发之咳嗽有所不同。查前医处方28剂多用麻黄、细辛、苏子一类，且每方必过二三十味药物。我以为外感所致初期咳嗽麻黄剂可为正治之一法，但久用麻黄剂，药过病所，宣发太过，反害气机。故处以升降散加减通达上下，四逆散调理肝脾助邪外出。处方：蝉衣6g，僵蚕9g，姜黄6g，炒栀子10g，桔梗10g，芦根15g，荆芥穗6g，黄芩10g，柴胡10g，枳壳10g，白芍18g，炙甘草10g，桑叶9g，菊花9g，杏仁9g，炒枣仁20g。药进7剂后再来复诊言已无剧烈咳嗽，再以四逆散合升降散加减出入。病人数周后再来复诊时言咳嗽已无，血压较前平稳，因外出游玩未能按时复诊，此次前来继续治疗高血压。

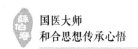

五、和合是良好疗效的最佳保证

中医学治疗大法包括汗、吐、下、和、温、清、消、补等，但良好疗效的最终要求，必然是运用和合思想来进行统一、全面的指导治疗。首先，人体是一个包罗万象的复杂巨系统，生理及病理情况极其复杂。中医理论认为人体阴阳之间互根互用，各脏腑功能相辅相成，气血津液之间互为依托，气机升降出入动态平衡，因此单独针对某一种功能状态进行调整的方法势必难以取得很好的效果。其次，外界致病因素多端，多种疾病为多种因素综合致病，并互相牵制。现代医学认为，许多疾病都不是单一因素造成的，比如高血压、冠心病，都与基因、遗传、环境、生活方式等多种因素有关，所以单独针对某一个致病因素则实难毕功。再者，人体生理病理情况瞬息万变，只有针对全面的病理生理情况进行调治，才可以获得较好的疗效。

高血压是临床常见病，在现代医学看来，其症状主要就是血压数值的升高。因此西医更多地强调"控制血压，保护靶器官"，但近年来调查发现，采用强化降压方案后，美国成年人潜在死亡率虽然降低，但严重不良事件发生率是升高的。临床上亦不少见血压控制尚可却仍有头晕症状出现的病人，这可能与降压药的长期使用导致人体自稳机制被抑制、压力感受器反射障碍有关。自稳态并不是停滞的状态，而是机体在神经系统的主导作用下通过复杂的神经和体液调节机制影响心血管系统及肝、肺、肾等器官的活动，在体液不断循环和交换中达到的动态平衡，这与人体阴阳和合状态存在相似性。各类降压药为发挥作用，需要长期应用，这可能会抑制人体自身的神经反射与体液调节,使压力感受器敏感性降低,从而导致自身血压调节能力下降,原始血压基线被迫上调。因此,从整个人类进化历程来看,降压药的强化应用是否必要值得商榷。在中医看来,血压之所以升高,是人体自我调节机制的启动,是内脏阴阳失衡的结果而不是原因,对待高血压应因势利导,疏其气血,而致和平。因此,改善生活方式,消除刺激源,畅快人之情志,调畅人体全身气血,促进人与社会、自然的和谐有序才应该是较之降压药的强化应用更为重要的。进一步而言,单纯的西医降压、降糖、降脂治疗虽然有效,但可能有些机械,强调严格控制相关化学、体检指标的同时容易忽视了人体自愈机能,对抗压制式的治疗,让我们不得不想到"过犹不及"的可能,就像抗生素的不断更新换代并未使得致病细菌、病毒减少削弱,而是产生了更多的变异菌、耐药菌、难治菌。当然,这并非否定现代医学对于这些疾病治疗的正确性,只是从道的层面来看,过分强调对抗并不符合整体生命进化的规律,和合的追求才是永恒的。

薛老认为达到生理和合状态是中医药治疗的至高境界,以和合为目标更是良好疗效的最佳保证。和合思想是在"道尊中和"的基础上提出的,带有鲜明的淳朴自然辩证法色彩,是中医药学治疗的最佳思维。临床常说"谨守阴阳所在而调之,以平为期",然而这个"阴阳所在"在何处?我认为这个"阴阳所在"就是和合,和合不单单是说重视人体自身内部的阴阳气血动态变化,更是要看到天地阴阳与人体阴阳的关系。正如薛老临证常强调"必先岁气,勿伐天和""和喜怒而安居处""淡泊名利",就是让我们注意这个问题,不要把病人只看成单个的僵化的患病之人,要把他们放

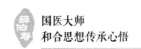
到天地间、社会里，倡导尊道而贵德，修身养性，保持良好心态、生活方式，药物治疗上要顺应四时、顺应气运变化，心理调节上更要与病人真诚交流，开解他们心中的忧愁烦恼。蒲辅周先生也曾强调，"六淫之邪尚可用药物治疗，七情则药物难于见功。七情伤人必见心胸、胁肋满闷，不思饮食，即使是平日胃气很强的人，一旦经受精神刺激，马上就消化锐减，逍遥散调和肝脾也好，保和丸消导也好，都很难收效。此时宜细心体察原因，用言语开导，方为正治。如能设法遂病者之情志，让病人移情易性，病也就易治，不然纵用千般药饵，也是劳而无功。"临床上常遇到一些高血压伴焦虑状态的病人，中药西药都用上了血压就是控制不好。尤其是那些刚刚诊断为高血压病的病人，高血压的"帽子"戴到他们头上的那一刻，标签效应的放大作用让他们倍感忧虑，有甚者每日量血压十几次，非要量出一个让自己满意的血压。对于此类病人正确辨证处方以增强其信心固然重要，同时更要引导其对高血压有一个正确的认识，开解其内心的压力。记得曾治一老年女性田某，以失眠、高血压为主诉前来就诊，处方虽见一定效果，但因其焦虑，病情稍有反复即感不适加重，思之处方可能仅起安慰之能。对此类病人，必要时建议心理治疗方为根本之法。

第三节　和合能促进社会、人类与时谐进

《管子集校·幼官》云："畜（蓄）之以道，则民和；养之以德，则民合。和合故能习，习故能偕。"《国语·郑语》云："商契能和合五教，以保于百姓者也。"薛老认为中华和合是一分为二、合而为一的哲理，它是人类文明

历史中最为璀璨的一种思想，和为贵是一分为二，合二为一的核心，有可能将引领与主导未来人类文明的走向。中国人民大学张立文教授已初步构建"和合学"，"和合学"是一种哲学和文化理论，近20余年来，他出版了《和合学概论》《和合与东亚意识》《中国和合文化导论》《和合哲学论》四本专著，发表了数十篇论文，进行了多次演讲和访谈，集中阐述了这一理论。张立文教授指出和合学超越宋、明新儒学以道德形而上学为其基本特征的传统形而上学，用和合学的方法建构和合哲学。薛老认为这极有利于中华和合哲学的传承及时代引领，中医和合思想亦在其中备受鼓舞。当今坚持"三个代表"，坚持科学发展观，发挥中华文化和合作用极其重要。应知古文化和谐发展，只能为今用！

一、自然阴阳平衡，则生长茂盛，欣欣向荣

薛老指出和合是自然宇宙万物所存在的共同规律表征。《庄子·山木》云："何谓人与天一邪？仲尼曰：有人，天也；有天，亦天也。人之不能有天，性也。圣人晏然体逝而终矣！"

庄子从人与自然的关系出发揭示和合精神所具有的生态审美内涵，包括了万物一体的生态和谐理念、阴阳和合的生态动力机制、自然素朴的生态自由精神，这些生态和合观中所蕴含的敬畏自然、万物平等、自然无为等思想可以成为现代生态道德的价值依据和重要内容。《周易》载："天地感而万物化生""天地之大德曰生""生生之谓易""一阴一阳之谓道，继之者善也，成之者性也""有天地然后有万物，有万物然后有男女，有男女然后有夫妇，有夫妇然后有父子，有父子然后有君臣，有君臣然后有上

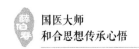
下，有上下然后礼义有所错"。《周易》是中国传统文化重要的源头活水，它的生态伦理观主要表现出一种"和合"的精神，这种"和合"的精神对于处理人和自然之间的关系、国和国之间的关系、人和人之间的关系，对于构建社会主义和谐社会，落实科学发展观，对于世界的和平与发展都具有很大的启发与借鉴意义。

薛老认为自然阴阳和合，则可见一派繁茂盛状，万事万物皆如此。生机勃勃的自然在和合的宇宙规律中，将为生命的奇迹与文明智慧提供温床。

二、社会和谐相济，则繁荣发展，和平共处

现代科技日新月异，人类社会无疑会迈向前所未有的文明盛世。所谓社会和谐，是指包括了自然和社会各阶级和各阶层关系、道德伦理、心理情感等方面诸多要素在相互冲突、融合过程中各要素的优质成分融合共存为新的社会文明主体、新的结构方式和文化特征。和合与和谐都是异质因素相处的一种方式，和合哲学作为古人调节人与自然、人与社会、人与他人，以及人自身各种矛盾关系的高级哲理，其本质就是追求一种普遍、整体、动态的和谐。在日常的临诊过程中，薛老常说目前社会快速发展所表现出的社会矛盾普遍存在，中国政府提出了构建和谐社会的远景目标，而中国的"和合"文化为建设社会主义和谐社会提供了可供借鉴的思想文化资源。构建社会主义和谐社会，就要以和合哲学为思想基础，承认差别和矛盾，确立不同社会主体和睦共处、相互促进、共同发展的关系，这应该具有十分重要的现实意义。从司法的角度举例来说，中国转型社会正处于"发展黄金期、矛盾凸现期"，社会纠纷呈现出普遍性、冲击性、变异性的

特点，社会不断将各种复杂矛盾大量引入司法裁判，司法应当从中国国情出发回应转型社会，及时调整司法方法，走司法和合主义的道路，即在依法治国的政治前提下，在法律的框架内，以公平正义为首要价值取向，强调司法的对应性、相融性、辩证性、和谐性。

实现社会和谐是中西古今社会管理者所追求的理想目标，构建中国社会主义和谐社会是世界和平、发展、合作的必然要求，是科学发展观的具体落实。同时，哲学革命是社会革命的先导，构建和谐哲学是和谐社会建设的题中应有之意，和谐、和合哲学既是辩证方法论，又是创新哲学体系，更是对21世纪人类文化战略的构想，是实现社会主义和谐社会的重要智力资源。人类社会是一个共同的家园，和合哲学的思想将为这个宇宙间奇迹般的家园创造更加美好的明天。

三、人体阴阳协调，则健康成长，少疾而天年

中医典籍中对人体阴阳和合有详细叙述，其对今天人类社会的指导具有相当重要的价值与意义。《黄帝内经》载："上古之人，其知道者，法于阴阳，和于术数，食饮有节，起居有常，不妄作劳，故能形与神俱，而尽终其天年，度百岁乃去。"薛老常言人生历经生长壮老已不同时期，唯有自我尊道贵德，循养生之道，修炼养性，提高体质，调整做到阴阳和合状态，方能顺应自然，少疾而天年。

理想的人的形象是教育活动的逻辑起点，人的形象随社会经济 - 政治 - 文化等的变迁而变化。中国古代社会是农业经济社会，伦理与政治的双重建构决定了教育必须培养"君子儒"与其相适应，突出了教育"善"的一维；

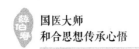

近现代社会中国为完成经济转型实现工业化，要求教育培养"技术人"承担历史使命，展示了教育"智"的一维的合理性与优先性；21世纪，为解决时代危机建设一个和谐的新社会，教育必须走向新的超越，培养"智""善"和合的"和合人"。《史记》云："德者，性之端也。乐者，德之华也。诗，言其志也。歌，咏其声也。舞，动其容也。三者本乎心，然后气从。是故情深而文明，气盛而化神。和顺积中，而英华发外。"薛老认为人体养生修性，讲究与自然、与社会、与人和谐统一。阴阳和合是各方面综合因素的和合，清静无为而无不为，乐于忘我追求奉献，所谓寿，死而不亡，浩气长存。

四、人与自然、社会和谐，则人类文明将是璀璨夺目的明珠

薛老认为天、地、人三才和合状态是人类所追求的共同事业理想。和合价值哲学以人的智能创造为核心，以价值创造活动为纽带，以天、人、地三才之道为框架，它要求人与环境建构和谐合作的共处关系。千年来未曾中断的中华文明，给今天的世界提供了文明发展的方向，中华和合哲学所指向的人与自然、社会和谐导向，将为人类文明的发展注入无穷动力，使之成为宇宙中璀璨夺目的明珠。

第六章

薛伯寿国医大师"和合"思想的临床体现

第一节　薛伯寿国医大师诊疗过程中"和合"思想的体现

薛老崇尚中华和合哲学，在六十年临证实践中深切感悟到和合思想所具有的价值与意义。无论是医者，还是病患，包括诊疗的全过程及其每个细节，脱离了和合思想的指导，中医临床疗效的生命线将毋庸置疑地受到不同程度的影响，中医基础理论的创新突破亦更难觅踪迹。薛老身体力行，从思想到言行，从临证到学术，从接人待物等各个方面，事无巨细，皆遵循和合之理，以期和合之境。

一、待人谦和

薛老虚怀若谷，为人谦逊，倡导伯乐精神，遵循老子修身养性箴言：慈、俭、不敢为天下先，舍去谦让而只求争先，就会失去同道间和谐协同，其结果险恶莫测。薛老无论在工作上，还是在生活上，态度总是非常

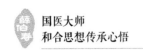
谦虚与真诚，总是保持一种谦和自然的心态，与同行交流讨论，总是态度温和庄重，对人非常尊重，善于学习他人之长，从不自我张扬、高摆架子，倡导老子"善用人者为之下"，交流意见，总是以一颗诚挚的心去悉听心得，汲取他人学术之长。他认为中医药学术发展过程是一个和合的过程，是一个兼容并包的过程，并指出中医药各家学术观点的探索、争鸣与发展，是中医药不断进步的基础，各家观点历经中医临证实践经验的考验而各有所长，值得我们借鉴学习，从而得以在临证中体悟并少走弯路，甚或可另辟蹊径而创立自家学术观点。因此，薛老在交流中很少去否定或批评别人的观点，也很少去指责别人的是非，其和合的思想与谦和的态度、得道的修行，赢得了广大同行的钦佩。

薛老常言："学无止境。"他认为祖国医药学博大精深，是一个伟大宝库，没有谦和作风素质，既领悟不了经典深藏的内含奥妙，也难领悟历代名医学术医疗经验精华，更难跟随当代名医取得指导，自己临床往往浮躁，为名利而脱离中医仁心仁术的风尚。《道德经》曰："持而盈之不如其已，揣而锐之不可长保。"薛老认为中医药学术的发展必须要在读典籍、尊师长、做临床上下功夫，这是一件一生都需要躬行不断的事，即使是名老中医，也得活到老学到老，中医药学真是学海无涯，丝毫不能懈怠，这是由中医自身的发展规律循环无端所决定的。薛老对待晚辈后学总是悉心指教，首重人品引导，倾其学术，提携有加，寄予极大希望，同时要求严格，强调临证实践要"如履薄冰，如临深渊"，要求我们一定要在临证中学习，在临证之余多学习，谦虚谨慎，始终保持一颗进取的心。薛老临证诊疗，以大医精诚为座右铭，对病人关心体贴，态度平和，交流随和，言行中无不以病人为中心，诊疗中无不以解病痛之苦为目标。《大医精诚》曰："凡大医治病，必当安神定志，无欲无求，先发大慈恻隐之心，誓愿普救含灵之苦。若有疾厄来求救者，不得问其贵贱贫富，长幼妍媸，怨亲善友，华夷愚智，普同一等，皆如至亲之想，亦不得瞻前顾后，自虑吉凶，护惜身命。见彼苦恼，若己有之，深心凄怆，勿避崄巇、昼夜、寒暑、饥渴、疲劳，一心赴救，无作功夫形迹之心。如此可为苍生大医，反此则是含灵巨贼。"大医精诚之训，既惠及病人以使病痛愈，又令后学者发扬仁心仁术，为临床指导座右铭，为谦和、和合之基石。

二、与人为善

和合指引的状态：至和善、至真诚、至美满。薛老崇敬"上善若水"之论，要求达到老子有关教诲，《道德经》曰："上善若水。水善利万物而不争，处众人之所恶，故几于道。居善地，心善渊，与善仁，言善信，正善治，事善能，动善时。夫唯不争，故无尤。"孟子亦云："君子莫大乎与人为善"，郑板桥云："一乡之善友一乡；一国之善友一国；天下之善，友天下"。薛老处世和善真诚，淡泊名利，追求社会奉献，为而不争，一心奔赴临证一线，救死扶伤济世，解除生灵疾苦，倡导养生治未病，薛老对病人无不抱以仁爱善心，想之所想，急之所急，设身处地地体谅病人，以求与病人如至亲和谐和合状态。薛老门诊繁忙，病人来自全国各地，但他总能清楚地记住所诊疗过的每一位病人的基本情况，病人就诊的每个细节，他总会悉心指点，尤其是生活习惯方面，竭尽全力认认真真地去引导病人，使其向和合的状态回归。治病先治人，治人先治心，提高对病由来的体悟，素来

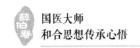
对病人无所求，极其厌恶贪图私利开有提成的药，认为这是"白衣狼"的行为，薛老与同行、同事或后学交往真诚至善帮助关怀，诲人不倦，老师常云：善良的人，要善意对待他；不善良的人，也要以善意对待他，要设法使他转变成善良真诚之人，达到老子"善者吾善之，不善者吾亦善之"之境界。自己应允别人的事情，他必牢记在心，尽心地去满意地做好。

三、讲究奉献

薛老认为天地生育万物而无私欲，老子清静无为，是天地自然之道，尊道贵德，就得无私忘我，追求奉献，应防患于未然，处无为之事，故能达到无为而无所不为的理想境界。薛老辛勤耕耘于杏林事业半个多世纪，历经风雨沧桑，无怨无悔地奉献着自己的执着之力。"桃李不言，下自成蹊"，这些年来，薛老培养出了较多中医领域的杰出中青年才俊，为中医药后继有人有术的趋势增强了信念。薛老默默地在本职上工作，尽心地传承中医文化与自身学术经验。希望学生青出于蓝而胜于蓝，为了病人对学生诲而不倦，以培养人才为乐，引导学生重养性修身，重视预防为主。《道德经》曰："圣人处无为之事，行不言之教。万物作焉而不辞。生而不有，为而不恃，功成而弗居。夫唯弗居，是以不去。"

临证之时，薛老严谨细心，关心体贴病人的每一个细节，均能让医者感动，让病人心怀感恩。指导后学晚辈之时，薛老精力十足，不辞辛劳，引导尊道贵德，理法方药一致，授受内容精彩，实践与理论浑然一体，其有关临床的深切体会，充实在每句话中，每每都让我们深受启发。老子曰："道之尊，德之贵，夫莫之命而常自然。"学高为师，身正为范，薛老竭力将积淀一生宝贵的临证经验毫无保留地授受给晚辈后学,这种无私的精神,折射出了中医药学发展的千年历程,一代代中医人正是在这条道路上传承、创新与发展着。

四、药物治疗和心理调节相辅相成

薛老指出中医临证实践必须从整体入手,要以和合的思想统领整体恒动过程状态,以求病人的病痛得到最佳、最快的解除。薛老临床善于应用经方,以求药物尽快达到治疗效果,但药物使用的同时还不忘配合以心理调节。中医非常重视病人心态的调整,强调修身养性,讲究运动。中医自古以来强调天人相应,即人体是一个和合体,人与环境亦是一个和合体,求病治本,以至和合状态。《素问·疏五过论》云:"圣人之治病也,必知天地阴阳,四时经纪,五藏(脏)六府(腑),雌雄表里,刺灸砭石,毒药所主,从容人事,以明经道。"《灵枢·本神》云:"天之在我者德也,地之在我者气也,德流气薄而生者也。故生之来谓之精,两精相搏谓之神,随神往来者谓之魂,并精而出入者谓之魄,所以任物者谓之心,心有所忆谓之意,意之所存谓之志,因志而存变谓之思,因思而远慕谓之虑,因虑而处物谓之智。故智者之养生也,必顺四时而适寒暑,和喜怒而安居处,节阴阳而调刚柔,如是则僻邪不至,长生久视。"《医宗必读·富贵贫贱治病有别论》云:"大抵富贵之人多劳心,贫贱之人多劳力;富贵者膏粱自奉,贫贱者藜藿苟充;富贵者曲房广厦,贫贱者陋巷茅茨。劳心则中虚而筋柔骨脆,劳力则中实而骨劲筋强;膏粱自奉者脏腑恒娇,藜藿苟充者脏腑恒固;曲房广厦者玄府疏而六淫易客,茅茨陋巷者腠理密而外邪难干。故富

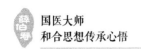
贵之疾，宜于补正；贫贱之疾，利于攻邪。"因此，针对不同人群，结合各自的经济条件和社会地位，因势利导，能够起到单独药物治疗所不能达到的效果。就如薛老所言，倡导心理健康养生首先养性，提高思想德性境界，是当今社会的普遍问题，中医临证应把握好自身优势，主动积极地结合心理调节对病证所伴随的心理问题进行干预，可收一举两得之效。

薛老常嘱病人要收心养性，以促药效，更促病愈，很多病人也在疗效的获益中备受鼓舞，并形成了良好的生活习惯。《遵生八笺》曰："人若不以理制心，其失天涯。故一念之刻，即非仁；一念之贵，即非火；一念之慢，即非礼；一念之诈，即非智。"《养生论》曰："修性以保神，安心以全身。"《养性延命录》曰："静者寿，躁者夭。"《养生四要》曰："心常静则神安，神安则精神皆安，经此养生则寿。"心理调节已自然成为薛老遣方用药中所必备的一个重要环节。正所谓"是以善医者，必先医其心，而后医其身，其次则医其病"，薛老所强调的药物与心理调节相辅相成，是薛老崇高的医德医术的细心映照。倡导没有私心，以百姓之心为心，使人人向善、守信，提高思想境界，助人为乐为上。《道德经》曰："圣人无常心，以百姓心为心。善者，吾善之，不善者，吾亦善之，德善。信者，吾信之，不信者，吾亦信之，德信。"

第二节　薛伯寿国医大师临证中"和合"思想的体现

"和"有和谐、包容、合而为一之意，意即丰富多彩、多种多样；和方达合一，"合"有统一，把握大道之意，中医学大道至简，因此执简驭繁是临证关键。和合思想可以渗透入临床诊疗的每个步骤，无论是前期临证，还是后期调摄，只要以自然阴阳、五行和合思想为引领，其各自所追求的理想目标势将以实践而获验实现。薛老在中医临证过程中所谨守的和合思想，在遣方用药中体现得尤为深刻，因为此环节是病人与疗效之间连接最直接的关键，法随证立，方从法出，效由方达。

一、不泥古人，体现和合

薛老在多年的中医药工作中，孜孜不倦，勤求古训，博采众长，尤其是跟师蒲辅周老中医 13 年之久，尽得蒲老真传，并且在自己的临证实践中加以发挥，疗效卓著，成为当代著名的中医临床大家。薛老在临床中善用单独经方，又善用 2 ~ 3 个复合经方，灵活运用经方，看似轻灵，却能治愈大病重病。临床中也不局限于经典条文或者以往学术观点的限制，认为每个时期的中医典籍既具有该时代的特点，同时也受当时历史条件的制约，不可能全面地解释所有的医学问题。古代医家因其师承、阅历有异，故学术上各有千秋，自不待言。然医者每以所宗，攻其所恶，或抓住一点，不及其余，滥肆谤击，古来有之。如陈修园指控张景岳温补论点全盘皆非，著有《景岳新方砭》；徐灵胎也同样批判赵养葵，撰《医贯砭》，均为失之过激之举。薛老和先师蒲辅周先生一样，向来很尊重古人经验，但对古说决非盲附阿从。临床举一例说明，中医学关于痿证的治疗，有非常重要的治疗大法：治痿独取阳明，这个重要的治疗大法在现代重症肌无力、进行性肌营养不良的治疗中确实具有不错的疗效。但是薛老认为如果阳明胃经

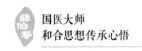

功能正常，这时候"独取阳明"的治疗大法可能就不能起到很好的疗效，就应该结合病人的其他情况，全面治疗。

薛老曾治疗一个西医拟诊为进行性肌营养不良的病人，病人宁某，男性，13岁。主诉双下肢进行性无力1年余。4岁时曾有类似发作病史，当时服用归脾汤加补肾中药后症状消失。去年症状又出现，先后服用中药，病情曾有缓解，近期效果不佳，且有逐渐加重的趋势。外院检查曾有心肌CK-MB升高，但肌钙蛋白正常。刻下蹲下不能站起，咀嚼无力，呼吸无明显异常。大便正常，进食可，眠佳。舌红苔黄腻。脉稍弦。近日到北京协和医院就诊，该院要求检查一个项目，具体名称不详，需要2个月后才能出结果，同时病人也不愿意进行肌活检检查。诊断：进行性肌营养不良（待查）。薛老处方：生黄芪20g，赤芍10g，防风8g，巴戟天10g，川断10g，苍术10g，连翘15g，神曲15g，川芎8g，郁金10g，香附10g，全蝎5g，炒栀子10g，猪苓10g，茯苓10g，泽泻15g，木瓜10g，牛膝10g，鹿角镑10g，当归10g。薛老认为病人目前西医诊断并不明确，病人家属也不愿意进行活检检查。而中医方面根据肢体无力的症状，可以拟诊为痿证。虽然中医治疗痿证有"独取阳明"的治则，但病人饮食可，大便可，表明肠胃功能基本正常，所以单纯从脾胃论治就不一定能够取效。结合病情，根据疾病的特点，还是应该制定调畅气血、通经络的大法，以黄芪赤风汤加全蝎为主方，舌红苔黄腻反映还是有湿热存在，因湿致痿，合用越鞠丸，加用强筋骨、血肉有情之品，收到一定的效果，同时嘱咐病人家属要鼓励患儿多运动，增强信心。这一例诊治过程就充分体现了薛老师古而不泥古的学术特点，这也是和合思想的体现。

二、立法处方，体现和合

薛老在临床治疗中针对不同疾病多运用调和阴阳，表里分消，补泻、寒热并用，调畅气血，升降互用等治则，综合运用，既善于运用百合地黄汤、甘麦大枣汤，又善联合运用调和阴阳；既善于选择经方小柴胡汤，又善于选择时方升降散，更善于应用小柴胡汤合升降散、大柴胡汤合升降散；既善于运用麦味地黄丸、金匮肾气丸，亦善于应用麻黄细辛甘草加厚朴杏仁，更善于掌握主辅联合应用提高老慢支肺心病、肺气肿合并感染的疗效；既善于运用佛手散、黄芪赤风汤调畅气血，又善于运用刚柔升降并调的四逆散，更善于运用治疗某些疑难病症，常有轻灵突出疗效，经方之三泻心汤辛开苦降法，时方之藿香正气散芳化苦泄淡渗法，善于掌握应用及联合运用治疗多种胃肠疾病等，故以和合思想指导自己的立法处方。此类病例在薛老门诊中比比皆是，仅举一例。薛老曾治疗外感咳嗽一例：张某，女，42岁，2009年11月27日初诊，主诉：咳嗽半月，痰中带血1次。病史为"受风"后咳嗽半月，痰中带血一次。刻见：胸闷重、气喘，咽痒则咳，晨起口干似无唾液之状，口苦，烧心，耳鸣，左胁下及左肩痛，平时怕冷，少汗，夜间手足心热，眠差。月经前期，2月三行经，经量大，经前乳胀、小腹痛。孕2产1流产1。习惯性便秘数年。舌淡、边有齿痕，苔白腻。脉沉细、关弦。其诊断：中医：咳嗽（木火刑金）。西医拟诊断为气道高反应。薛老处方以小柴胡汤合四逆散化裁：柴胡10g，炒枳壳10g，炒白芍15g，蜜甘草9g，浙贝母10g，黄芩9g， 太子参10g，北沙参10g，麦冬10g，百合10g，盐知母10g，海螵蛸9g，蜜枇杷叶9g，蜜紫苑9g。

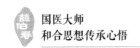
7剂水煎服，日1剂。2009年12月15日复诊：病人药后咳嗽基本消失，未再有痰中带血，耳鸣减轻。仍口中无味，时有口苦，手足心热，目花、肩酸痛，剑突偏左痛，泛酸，怕冷，乏力腰酸，睡眠改善。月经提前1周，月经量减少，经期乳胀，大便调。中医诊断：胃痛（肝胃不和）；西医诊断：胃炎。处方：小柴胡汤、左金丸加味。柴胡10g，黄芩9g，法半夏9g，太子参12g，北沙参10g，百合12g，浙贝母10g，乌药6g，炒白芍15g，黄连6g，制吴茱萸1g，海螵蛸9g，蜜枇杷叶9g，蜜甘草9g，大枣30g。病人又服用7剂后诸症消失。在这一例病人中，薛老先后运用小柴胡汤配伍不同的处方，针对咳嗽和胃痛的不同病症，收到了良好的疗效。

三、方剂配伍，体现和合

中药配伍决定了方剂的组成形式，是临床取效的重要环节。配伍是方剂的灵魂之所在，配伍规律是方剂学研究的三大内容之一。中药配伍有两层含义：一是指中药学中的配伍，即按病情需要和药性特点，将两种以上药物配合使用；二是指在方剂学中的配伍，即药物按君臣佐使的法度加以组合并确定一定的比例，药物通过配伍，能增效、减毒、扩大治疗范围，适应复杂病情及预防药物中毒。《神农本草经》言："药有君臣佐使，以相宣摄和合""有单行者，有相须者，有相使者，有相畏者，有相恶者，有相反者，有相杀者。凡此七情，合和视之，当用相须相使者良，勿用相恶相反者，若有毒宜制，可用相畏相杀者；不尔，不合用也"。《素问·至真要大论》曰："方制君臣，何谓也？岐伯曰：主病之谓君，佐君之谓臣，应臣之谓使。"《儒门事亲》曰："《易》曰：方以类聚。是药之为方，类聚之义""剂者，和也。方者，合也。故方如瓦之合，剂犹羹之和也。方不对病则非方，剂不蠲疾则非剂"。《伤寒明理论》曰："制方之体，宣、通、补、泻、轻、重、滑、涩、燥、湿，十剂是也；制方之用，大、小、缓、急、奇、偶、复，七方是也。"《神农本草经疏》曰："夫独用之谓药，合用之谓剂，而其才有长短、大小、良毒之难齐，故用有相益、相济、相畏、相恶、相忌、相制之不同，则剂有宣、通、补、泻、轻、重、滑、涩、燥、湿十者对治之各异。"

薛老认为中药配伍本身就是和合增效减毒思想的具体反映。有学者通过对中药配伍理论的内涵、科学实质进行探索，分析中药配伍规律的具体应用，发现中医"和谐"观是中药配伍规律的理论指导和依据，中药配伍理论是中医"和谐"思想的继承与发展，中药配伍应用中不断体现着中医"和谐"观的内涵与精神。中医认为疾病的主要原因是阴阳失调，而在中药配伍上就是根据这基本的病理变化来确定治疗原则，以调整阴阳失调，使机体恢复阴阳平衡的状态为目的，如中药七情、寒热配伍等，都是以调整阴阳失调为目的，以阴阳相互制约、相互为用、消长平衡、相互转化的阴阳学说基本内容为指导来进行实际临床处方用药的。此论亦为方药组合发挥作用调高疗效，避开不良反应指导思维。《医学源流论》言："方之与药，似合而实离。"方以药成，药为方统，方药似合实离，离而仍合；药必合方，方必本药，一有偏失，方药俱废，药物必合气味七情，遵君臣佐使以成方，方药离合的关键在配伍，以配伍合和药之偏性而成方之法度，乃得方药离合之要义。

薛老认为药物配伍是通过有效整合药物的偏性来纠正人体阴阳气血的

偏盛偏衰。《神农本草经疏》云："夫药石禀天地偏至之气者也。虽醇和浓懿，号称上药，然所禀既偏，所至必独，脱也用违其性之宜，则偏重之害，势所必至。故凡有益于阳虚者，必不利乎阴；有利于阴虚者，必不利乎阳。能治燥者，必不宜于湿；能治湿者，必不宜于燥。能破散者，不可以治虚；能收敛者，不可以治实。升不可以止升，降不可以疗降。"药物偏性的和合状态是临证取效和合靶标的实施环节，因而对此思考甚为谨慎。以药性之偏合于疾病之偏，聚合之力激发人之阴阳自和。《道德经》曰："善为士者不武，善战者不怒，善胜敌者不与，善用人者为之下，是谓不争之德，是谓用人之力，是谓配天之极。"《医学源流论》言："得天地之气，成一物之性，各有功能，可以变易血气，以除疾病，此药之力也。然草木之性，与人殊体，入人肠胃，何以能如人之所欲，以致其效？圣人为之制方，以调剂之，或用以专攻，或用以兼治，或相辅者，或相反者，或相用者，或相制者。故方之既成，能使药各全其性，亦能使药各失其性。操纵之法，有大权焉，此方之妙也。"

薛老临床用药或从七情配伍，或遵脏腑配伍，或依性味配伍，随证而变，灵活组方施治。如治疗外感发热病证，若是虚证薛老常以黄芪配甘草相须而用以增强正气，若是实证则以栀子伍石膏相使而投以清热邪，如果遇到虚实错杂证又常以荆芥薄荷以取其轻灵宣散平和之性而平衡阴阳。中医是道器合一的学问，中国古代尚"和"思想，中医方药配伍在结构、功能方面的尚"和"，已经较为具体，能够捉摸，可谓以道驭器，只有全面掌握包括尚"和"思想在内的传统哲学的光辉思想，才能真正把握中医学的学术特点和精深内涵，得其精髓，见其光华。此外，药物配伍的和合应用，是经方名方发展的源流，也促成了时方的演进。

四、用药剂量，体现和合

中医十分重视方药剂量的使用，方药量效之间关系密不可分，其量首重君臣佐使各药分量比，其次才为据病情，因时、因人而异决定有效之总量，所谓"中医不传之秘在于用量"。"药量者，犹良将持胜敌之器，关羽之偃月刀，孙行者之千金棒也。"方药量效关系是一种"证-量-效关系"，所以对方药关系的理解，不可忽略证的因素，中医临床处方用药应该在辨证论治的原则下，讲究方药用量控制策略与方法，随证施量。在不同的组方配伍中，确定药物的用量一般原则是，根据病人年龄的大小，体质的强弱，疾病的症状，病情的轻重、缓急，药物的产地、质地的轻重，药性的剧烈、缓和，季节气候的冷热，以及药物的剂型、配伍等的差别，处之适当的量。《岳美中医话集增订本》言："中医治病的巧处在分量上，用量的大小要因人因病而定，以适合病人的体质和病情为宜。"临床用药基本原则在于方药与证候病机的对应性，以《黄帝内经》"治有轻重，适其致所"和"所治为主，适大小为制"为标准，在处方上反映出药味数的七方规律和药量梯度的比例关系，由于药量决策中环节较多，实现方药对应量存在一定难度。

薛伯寿教授认为中医的临床疗效，首先决定于辨证、立法、选方、用药各种因素；其次为煎服法适当与否；尚与诸药真伪、优劣、自然生产、人工栽培不同有关；还与医者服务态度优差相关。所以薛老认为加大剂量非疗效唯一决定因素。必要时运用重剂是病情的需要，薛老对有人提出的

"习用轻剂……遂使中医优势变为劣势，只能"调理"身体，丢掉了危急重症的阵地"之论提出了不同见解，认为指责善用轻剂者不妥当；并指出极力倡导重剂应用应该慎重。薛老指出张仲景亦善用轻剂治病如四逆散用量甚小，《和剂局方》诸多名方用量较轻，金元四大家之刘河间、李东垣等临床用药剂量皆偏轻。蒲辅周先生曾治一热后生疮、虚热内蕴，呕吐不思食的高龄病人，以微甘微苦微寒之绿茶 6g 醒脾开胃，病人饮后未吐并转矢气解燥屎两枚，隔日则知饥索食。先生后来解释说："彼时病者胃气仅存一线，虽有虚热内蕴，不可苦寒通下，否则胃气立竭。故用茶叶之微苦、微甘、微寒、芳香，辛开不伤阴，苦降不伤阳，苦兼甘味，可醒胃悦脾。茶后得矢气，解燥粪，是脾胃升降枢机已经运转。能入睡，醒后索食即是阴阳调和的明证。而'少少与之'，又是给药的关键。如贪功冒进，势必毁于一旦。"薛老继承先生此种谨慎处方作风，临床注意保护胃气，尤其脾胃虚弱之病，强调药量宜轻，宁可再剂，不可重剂，重则欲速不达，滥用重剂加重脾胃负担于人体有害。此外，薛老还强调用药剂量并非固定，切不可用方生搬硬套，要时刻谨记"一人一方"之训，如左金丸，古人沿用黄连、吴茱萸 6:1 的比例，但临床应用并非完全遵此分量，应视病人肝火、胃气之情况，灵活变通，切不可泥古不化。正如《吴医汇讲》所说"不以分量明示后人者，盖欲令人活泼泼地临证权衡，毋胶柱而鼓瑟也"。

薛老曾给我们徒弟谈论有关学术论点，阐明中医临床疗效好坏，绝非与用药剂量成正比，提高临床疗效有诸多方面！单纯提高剂量，难以振兴中医事业，只是必要时，掌握运用而矣。中医临床疗效的关键，首先是理论领悟，既辨病又辨证，理法方药和谐高度统一。其次是在医理指导下进行正确的立法选方用药。蒲辅周先生提出"以法治病，不以方求病"。任何外感热病、内伤杂病，都是恒动变化的，医者必须知常达变，若固执一病一方，则失辨证论治精神。再者，遵循经方分量比例是疗效关键，总量之轻重则应灵活掌握。蒲辅周先生使用经方总量虽偏小，然重视一方各药分量轻重比例，麻黄汤中麻黄、桂枝、炙甘草三者之比3：2：1，认为若甘草量提高与麻黄同量则必影响该方发汗解表作用；小承气汤、厚朴三物汤、厚朴大黄汤皆仲景经方，其组成分别：大黄4两，厚朴2两，枳实3枚；厚朴8两，大黄4两，枳实5枚；厚朴1尺，大黄6两，枳实4枚。三方皆同样三味药，各药用量比例决定组方之法度，其变化既影响方剂性能，又必影响其功效，故三方用药轻重比例有别，则方名、功效、主治有异！总量之轻重，则应根据病情轻重缓急之情，四季气候、地理位置不同，病者体质阴阳刚柔之异，年龄长幼、有无故疾等思考决定，即要求达到因病因地因人制宜，达到用量恰到好处。

五、必先岁气，无伐天和

"必先岁气，无伐天和"是中医学天人相应学说的重要内容，是中医学顺应自然规律，顺应人体生理病理规律，因时、因地制宜，确立治则治法的重要指导思想。该思想出自《素问·五常政大论》，原文中说，"岐伯曰：病有久新，方有大小，有毒无毒，固宜常制矣。大毒治病，十去其六，常毒治病，十去其七，小毒治病，十去其八，无毒治病，十去其九，谷肉果菜，食养尽之，无使过之，伤其正也。不尽，行复如法，必先岁气，无伐天和，无盛盛，无虚虚，而遗人天殃，无致邪，无失正，绝人长

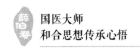

命。帝曰：其久病者，有气从不康，病去而瘠，奈何？岐伯曰：昭乎哉圣人之问也！化不可代，时不可违。夫经络以通，血气以从，复其不足，与众齐同，养之和之，静以待时，谨守其气，无使倾移，其形乃彰，生气以长，命曰圣王。故大要曰：无代化，无违时，必养必和，待其来复。此之谓也。"

薛老认为，该思想将人与自然节律、规律相统一，强调天人之间的和谐，是和合思想的重要体现。在临床医疗实践过程中，我们可以根据四时阴阳变化，顺应自然规律，主动把握疾病的走向，从而获得治疗上的主动。薛老业师蒲辅周先生，是我国杰出的中医学家，中医界一代宗师。蒲辅周先生非常重视和合思想在临床诊疗中的运用，治疗外感热病尤其强调"必先岁气，无伐天和" "无代化，无违时，必养必和，待其来复"。在20世纪50年代我国数次传染病流行之时，结合北京地区当年的气候特点和发病情况，对流行性乙型脑炎的治疗，提出区分偏热、偏湿的不同，创造性地运用芳香化湿之法，使不少危重病人转危为安。蒲老运用辨证论治法则，独辟蹊径，发挥了中医的特色和优势，救治了大量危重病人，丰富发展了现代中医传染病防治研究，对国家防治传染性疾病做出了突出的贡献，并因此而受到国家领导人毛泽东、周恩来等接见。周恩来总理曾高度赞扬道，"蒲辅周老中医是有真才实学的医生，要很好总结他的医学经验，这是一笔宝贵财富！"蒲老认为，"外感热病必须掌握季节性，一年十二个月，有六个气候上的变化。即风、火、暑、湿、燥、寒。学习祖国医学，治疗急性病，要掌握这个规律。"也就是说，要熟悉四时五运六气的变化规律。1998年冬，北京"流感"暴发，薛老在传承蒲氏学术经验的基础上，拟定速解流感饮，在门诊广泛运用，价廉而效佳，并被广安门医院作为流感普济方制成汤剂，广泛施与病家，因疗效迅速而供不应求，深受欢迎。强调"必先岁气"，就是要根据四时五运六气为病的一般流行规律，进而做到知常才能达到变。这是与《黄帝内经》中的"审察病机，无失气宜"的人与自然统一观一脉相承的。

我曾治一两个月大婴儿，无明显原因出现体温升高，体温最高达38.9℃。发热第二日至某院化验提示血象稍高，胸部X线片提示肺纹理增粗，主治医生考虑要排除脑膜炎，建议进行脑部CT和腰椎穿刺等检查。因患儿家长与我相熟，找到我咨询意见，我不忍孩子遭罪故"鼓动"其出院并转中医药治疗。考虑患儿于刚入冬的季节发病，仅有发热、流涕，食指络脉正常，应属外感轻症，《幼科要略》一书中亦有"秋深初凉，稚年发热咳嗽，症似春月风温证……但温自上受，燥自上伤，理亦相等，均是肺气受病……仅一二剂亦可"之语，故试处一方：

银花 6g	连翘 8g	荆芥穗 4g	蝉衣 3g
僵蚕 5g	姜黄 4g	酒军 2g	柴胡 8g
黄芩 5g	法半夏 4g	桔梗 4g	芦根 6g
炒栀子 4g	淡豆豉 4g		

1 剂水煎 滴服

所幸中药一剂后体温降至正常，使得患儿及家属免受穿刺之苦。当时综合该患儿生病的时节及其生理病理特点来考虑其病机可能仅为"肺气受病"之轻症，故能放胆一试。"天人相应"这是中医的理论基础，基于自然时节特点处方这是中医的优势，特别是对于无明显病因的发热类疾病从发病时

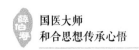

外界自然气候考虑，可以起到打开处方思路的作用，要予以重视。

六、寒温统一，和合而治

伤寒与温病的关系是历来中医学中理论争鸣的重点内容。历来有医家主张治疗伤寒应当采用张仲景《伤寒论》中的治则治法，因为《伤寒论》是一本治疗外感病邪的著作，而治疗温病则另辟蹊径，采用温病学派的治则治法，如吴鞠通的《温病条辨》、王孟英的《温热经纬》等。也有学者认为伤寒与温病是能够互相统一的，即《伤寒论》不仅仅是治疗外感风寒类疾病的专著，也是治疗一切外感发热类疾病的著作，根据文中关于广义伤寒的定义可知，其中已经包含了温病的证治。即《伤寒论》中的伤寒为广义伤寒，而温病正源于广义伤寒，尤其与六经中的阳明关系密切，临床可以按照《伤寒论》六经辨证方法论治温病。温病源于伤寒，在《伤寒论》原文第 6 条"太阳病，发热而渴，不恶寒者，为温病"中可以看出，"发热而渴，不恶寒"是温病特征，这与太阳病提纲"太阳之为病，脉浮、头项强痛而恶寒"迥然不同，其中口渴与恶寒是鉴别太阳伤寒与温病的眼目所在。学术界还认为，温病与《伤寒论》中的阳明病关系密切，甚至有"阳明乃发温之薮"之论。认为外感温热之邪，初起邪犯肺胃，继则肺胃热盛，甚至火热内炽，而出现《伤寒论》第 182 条阳明病外证之"身热、汗自出、不恶寒反恶热"，这也正是温病证候，这与阳明病提纲"阳明之为病，胃家实是也"所揭示的胃热病机吻合。而治疗正阳阳明的大黄类方（大承气汤、小承气汤、调胃承气汤），石膏类方（白虎汤、白虎加人参汤、白虎加苍术汤、竹叶石膏汤），治疗太阳阳明的越婢汤类方（越婢汤、越婢加术汤、越婢加半夏汤、桂二越一汤），麻黄石膏类方（麻杏甘石汤、大青龙汤），治疗少阳阳明的小柴胡加石膏汤在温病治疗中也广泛运用。

薛老临证治疗外感发热类疾病，在学术上不囿于伤寒与温病两个学派之论争，而是有机结合，兼收并蓄，取长补短，相互为用，在临床中形成了自己独特的风格。伤寒学说开温病学说之先河，温病学说补伤寒学说之未备，应互相补充，共存俱美，并行不悖。因此，外感热病治疗过程中主张将中医学中伤寒、温病、瘟疫知识相互为用、融会贯通，三者之间辨证思维是相通的，但也存在一些不同之处，必须结合疾病发展过程不同而有所侧重，或兼用辛温透发、芳香宣透，或温凉并用，或表里双解。真正做到六经辨证与三焦辨证、卫气营血辨证的方法有机统一，经方时方并用，可谓左右逢源，游刃有余。

如某青年女性，主诉：发热 5 天。病史：月经来潮第一天即感发热，曾一度增高至体温 38 ～ 40℃，至今已 5 天。早晨咳嗽加重，咽痛，发热前有寒战，伴胸闷口苦，恶心，便溏色黑，月经正行第 5 天，量正常，素有咽炎病史。舌红苔黄，脉弦滑。中医诊断：发热（热入血室）；西医诊断：上呼吸道感染。治法：疏解少阳、和解退热。处方：小柴胡汤合升降散：柴胡 18g，黄芩 12g，法半夏 9g，太子参 12g，银花 18g，玄参 15g，当归 12g，生甘草 10g，蝉衣 6g，僵蚕 9g，片姜黄 6g，酒军 6g，黄连 8g，吴茱萸 2g，连翘 15g。6 剂。药后即热退，咳嗽咽痛诸症亦消。此案中薛老即采用《伤寒论》中相关治则治法和解少阳，结合升清降浊法获效。

再如某青年男性病人。主诉：咳嗽半月。病史：11 月 9 日"上感"发热，体温 38.7℃，三天热退后开始咳嗽，迁延至今，有痰不易咯出，夜间咳

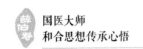

嗽影响睡眠，咳嗽重则胁痛，伴流涕，清浊涕交替出现，咽痒甚，咽部充血明显，大便偏干。舌红，苔黄腻，脉滑数。中医诊断：咳嗽（风热燥邪伤肺）；西医诊断：上感后支气管炎。治法：疏散风热、清解止咳。处方：凉膈散合升降散化裁。处方：薄荷9g，连翘15g，淡竹叶6g，生石膏30g（先煎），黄芩9g，桑叶9g，炒杏仁9g，甘草9g，炒栀子10g，蝉蜕6g，麸炒僵蚕9g，野菊花10g，桔梗9g，天花粉10g。7剂。水煎服，日一剂。嘱咐：停用抗生素。2009年12月4日复诊：服药后夜间连续性咳嗽缓解，咳嗽频次减少，痰色白或黄，两腋下因咳嗽而震痛，自觉咽中异物感，咽喉微痒，涕量减少，大便转畅不成形，舌略红苔薄腻，脉细滑。守方化裁。处方：薄荷9g，连翘15g，淡竹叶6g，生石膏30g（先煎），黄芩9g，桑叶9g，炒杏仁9g，甘草9g，炒栀子10g，蝉蜕6g，麸炒僵蚕9g，野菊花10g，桔梗9g，天花粉10g，柴胡10g，麸炒枳壳10g。7剂。药后病痊愈。从此案中可以看到运用温病治则治法治疗疾病的疗效。

薛老认为治疗外感热病是中医的特色，更是中医的优势，要重视寒温一统论，不能囿于伤寒与温病的学派之争，要促进中医外感发热病学的全面系统发展，更要从临床实用角度出发，有机结合，兼收并蓄。因此，不论是伤寒还是温病，对临床有用的就是好的。对于一些外寒兼内热的病人，以伤寒温病合而治之，经方时方配合应用，能取速效。阅读既往资料，看到薛老曾治某患，男，26岁，1999年1月9日来诊。病人于3日前发热，体温39.5℃，某医院给予抗生素静脉输液治疗3天，高热未退，恶寒无汗，体温39.4℃，鼻塞，流清涕，咳嗽，咯少量白痰，咽喉肿痛充血，扁桃体Ⅰ度肿大，头痛，全身肌肉关节疼痛，纳谷不香，大便欠畅，小便稍黄。舌尖红、苔薄黄，脉浮数。属冬温"寒包火"。薛老以三拗汤、升降散合四妙勇安汤加减宣化透散表里之邪：炙麻黄6g，杏仁10g，生甘草8g，全蝎4g，细辛3g，金银花15g，玄参12g，连翘10g，桔梗10g，蝉蜕4g，僵蚕5g，浙贝母10g，前胡10g，水煎服。服药1剂，高热即退，进3剂后诸症消失而愈。此例外感发热病人，若从伤寒角度来看，当是起于外感，失治后外邪渐而入里化热发病，形成了"寒包火"的局面，表闭是根本矛盾、初始矛盾。若从温病角度来看，病人发病于流感盛行之时，口鼻感当时不正之气，"温邪上受，首先犯肺"，温邪内郁于肺，又被冬季严寒之气所逼不能外达，温邪郁而化热，发为冬温，这其中温邪内郁是根本矛盾、初始矛盾。由此看来，对于此例病人的认识，伤寒、温病两种学说只是在表闭与内郁的先后顺序及感邪途径的认识上有所差别。但从治疗上来讲，无论是寒包火，还是冬温，治疗都应以解表清里为主。正如金寿山老中医所说："伤寒与温病治法之异，主要在初起见表证时，至于化热之后，都应该凉解，出入就不大了。"此则病例中，薛老以三拗汤宣肺解表打底，配以适量清透兼利咽之银翘、玄参，更合以升降散中君臣之药蝉蜕、僵蚕加强宣透解郁之力，加以全蝎、细辛解痉止咳，并以其温肺络、搜余邪以免银翘、连翘等清凉太过致邪郁闭。

薛老认为，倡导寒温统一有利于外感发热病学全面、系统地发展，打破寒温之争，消除门户之见，还原外感病学的本来面目。其次，寒温统一有利于全面、客观地理解外邪的致病特点，有利于全面、系统地阐释外感病发生发展变化的规律性、特殊性与复杂性，有利于辨证施治方法的系统化与规范化。结束寒温分离为中医理论发展带来的困惑，实现伤寒与温病

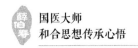
的合二为一，建立一个统一、完整、开放的外感病学体系，有利于外感病学全面、系统地发展。

七、古今接轨，经时和合

薛老临证崇尚经方，不贬时方，经常经方、时方同用以治重症、愈大病、起沉疴。可以说，经方时方和合是导师临证的特色之一。经方、时方同用是由疾病的特殊的证候规律决定。我们认为，经方因其疗效卓著历史悠久，并经临床不断重复验证，经方的特点是用药少而精，药物配伍与药量配比法度森严，用之得当，往往起沉疴。近代中医学大家岳美中先生毕生钻研《伤寒论》，也感慨"治重病大症要用仲景经方"。现代伤寒学大家刘渡舟教授曾说："《伤寒论》是中医之魂。中国医学典籍之最有价值而为历代医家所推崇备至者，厥惟《伤寒论》。"值得注意的是，后世诸多时方也立法严谨，指征明确，历经医家临床验证而疗效不衰，此时，我们认为这样的时方也可以视为与经方有同样的价值，且疾病有其特有的方证、药证规律，探索疾病的经方与时方证治规律是临床的重要内容。

这种用药风格也为当代中医学大家刘渡舟教授所力倡。刘渡舟教授提出了"古今接轨论"，认为："中西医能结合，实验室的动物模型也能与人的疾病相结合，为什么同气连枝，一脉相承的古方与今方而不能接轨呢？"把经方与时方有机而又恰如其分地形成"古今接轨"，既开创伤寒学科向前发展的新方向，也是方剂学的一大进步，实为中医药学的发展开拓了新途径，这种风格无疑是中医自身发展的一种新尝试。导师临床采用复方而治的病案极多，经方时方和合而用亦有。

如导师治疗 4 岁女性病人发热、咳嗽 7 天，运用经方、时方接轨而治取得较好疗效。病史：上周日"受凉"后开始发烧，体温 37 ~ 38℃，友谊医院就诊 3 次，血常规、胸片正常，服用西药阿奇霉素治疗发热未退，并出现胃痛，昨晚体温增至 39℃，服用西药退热剂。咳嗽加重，痰多色白黏，鼻塞、清浊涕交替，大便偏干如球状。某医院西医诊断：支气管炎、考虑为支原体感染。诊见：咽部充血，舌尖红、苔薄黄、脉浮数。中医诊断：咳嗽（痰热扰肺）；西医诊断：支气管炎。治法：宣肺止咳、清热化痰。处方：四逆散、麻杏薏甘汤合千金苇茎汤化裁。方药：蜜麻黄 6g，炒杏仁 9g，麸炒薏苡仁 10g，麸炒冬瓜子 10g，芦根 15g，黄芩 6g，桔梗 6g，麸炒枳壳 6g，柴胡 10g，赤芍 6g，甘草 6g，蝉蜕 3g，白芍 6g，炒栀子 6g，麸炒神曲 10g。4 剂，水煎服分四次温服。服两剂热退，四剂病愈。

再如某中年女性主诉：胃脘痛半年。病史：近半年胃脘胀痛，自觉气往上顶，伴呃逆、恶心呕吐，夜间时有胃痛，腹中肠鸣，易口干，时发咽痒咳嗽。近日痤疮多，头晕，无口苦及耳鸣，眠差多梦易醒。晨起周身酸痛，手足酸明显，疲劳，大便干，3 ~ 4 天一行。月经正常，孕 4 产 1，平素运动少。今年曾查胃镜示：胃溃疡。舌体胖大、质暗红、苔黄厚腻，脉沉细弦。中医诊断：胃脘痛（肝胃不和）；西医诊断：胃溃疡。治法：疏肝和胃止痛。处方：大柴胡汤、四逆散、旋复代赭汤化裁。方药：柴胡 13g，黄芩 9g，法半夏 9g，麸炒枳壳 10g，炒白芍 15g，旋覆花 10g 包煎，煅赭石 10g，蜜甘草 9g，大枣 30g，太子参 10g，浙贝母 10g，黄连 6g，制吴茱萸 1g，肉桂 1g，茯苓 15g。7 剂。水煎服分 3 次温服。2010 年 1 月 15 日二诊：气上顶减轻，呃逆消失胃脘胀疼明显缓解，头晕减轻，眠差。黄厚腻苔转

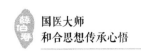
薄黄，脉弦细。守方化裁。处方：柴胡 13g，黄芩 9g，法半夏 9g，麸炒枳壳 10g，炒白芍 15g，旋覆花 10g 包煎，煅赭石 10g，蜜甘草 9g，大枣 30g，太子参 10g，浙贝母 10g，黄连 6g，制吴茱萸 1g，肉桂 1g，茯苓 15g，炒酸枣仁 15g。药后胃脘不适控制，头晕，睡眠好转。

第三节　关于薛伯寿国医大师"和合"思想的运用体会

薛老和合思想的临证经验特色对我们有很大的启示，有重要的临床指导意义。和合思想是中华文化的精髓，和合思想的临证融合极大地指导了中医文化的回归，使中医临床疗效优势凸显。在此，经薛老授受指导，结合我个人的临床工作实践，谈一些自己在和合思想指导下的体悟。

一、增强文化内涵，重视经典学习，促进和合融入实践

中华文化是中华民族的精神家园，和合哲学是中华文化的核心引领。文化的核心是价值观，以人为本，把解决人的自身问题放在首位，强调和谐，重视人与人之间、人与社会之间、人与自然之间的协调一致的关系；强调宽厚仁爱，崇礼尚义，包容万物，自爱爱人；讲究"和而不同"，承认差异性、多样性，不排斥矛盾甚至冲突，但最终是达成更高层次的统一与协调，实现多样统一。中国自古以"和"为最高价值，从中华文化历史传统的内在精神和功能发挥来看，崇尚和谐是其核心价值诉求。《左传》载："夫礼，天之经也，地之义也，民之行也。天地之经，而民实则之""八年

之中，九合诸侯，如乐之和，无所不谐"。孟子言："尽其心者，知其性也，知其性则知天矣。"《周礼》言："以和邦国，以统百官，以谐万民。"《尚书·太甲》曰："天作孽，犹可违，自作孽，不可活。"《周易·文言传》曰："与天地合其德，与日月合其明，与四时合其序。"张载曰："乾称父，坤称母；予兹藐也，乃混然中处。故天地之塞吾其体，天地之帅吾其性。民，吾同胞；物，吾与也。"孔子曰："君子和而不同，小人同而不和。"《国语·郑语》曰："夫和实生物，同则不继。以他平他谓之和，故能丰长而物归之；若以同裨同，尽乃弃矣。"《礼记·中庸》曰："万物并育而不相害，道并行而不相悖，小德川流，大德敦化，此天地之所为大也。"中国文化是世界上最古老的文明之一，同时也是世界上唯一持续发展未遭中断的文化，悠悠五千年的中华文化积淀下来的精华就是"以人为本、天下为公、上善若水、协和万邦、天人合一"的和谐思想，而这正是中华民族薪火相传、团结奋进、自强不息的不竭动力。

中医文化是中华文化的重要组成部分，研习与弘扬中华文化，能够增强中医文化内涵，有助于提高中医临床疗效。中医是当今唯一的仍在发挥重要作用的中国传统科学，是传统文化的重要载体之一，中医药文化的复兴是推动中华民族文化复兴的一个重要途径，中医的危机从根本上说就是中国传统文化的危机，中医药文化能够重现昔日辉煌也将是中华民族文化复兴的一个重要表现。中医只有从整个中华文化体系和本质上弄清中医学术发生的源头、背景，明白其表述的方式和大概体貌，才能搞清中医的学术原理，理解深刻的中医理论与实践，认清其价值和走向，焕发出学习研究她的动力，也才能有资格褒贬其得失。中医文化所

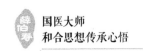

遵循的"天人合一"的整体观与科学发展观的价值理念是一致的，中医文化所倡导的"悬壶济世、大医精诚、以人为本"的伦理道德有利于社会和谐，中医文化所蕴含的"治未病、已病防变"的辨证医疗观可为当前医疗改革提供一些借鉴。

植根于中华文化中的中医和合思想，不仅贯穿于中医临床思维的主线，还融入中医学理论体系及临证实践过程中。中医的文化内涵十分丰富，主要指其深刻的医学哲学思想与其独创的医学方法论，故而中医应当是哲医，中医师应当是治病的战略家、艺术家，"医者易也"当是此义。中医文化内涵的提升必须从中华文化源头下功夫，重视经典学习，唯此才可在临证实践中自然展现和合思想所放矢的最佳疗效。正所谓"为医者，非博极群书不可，第有学无识，遂博而不知返约，则书不为我用，我反为书所缚矣"。

二、掌握整体恒动，发挥自愈机能，实现整体和合状态

自然宇宙恒动变化，循环无端；人体生理小宇宙同样恒动变化，出入升降气化同样循环无端，病理变化也是恒动变化，方药施治必须随时应变。建立整体恒动的思维观，可以说是由和合思想所决定的。整体恒动观是中医理论的一大重要特点，它强调自然本身、人与自然、人体本身及人与社会的完整性、统一性，其核心思想是天人合一，天人相应。《吕氏春秋》曰："天地和合，生之大经也。"《淮南子》曰："阴阳和合而万物生。"

《易传》曰："昔者，圣人之作《易》也。将顺性命之理。是以立天之道曰阴与阳；立地之道曰柔与刚，立人之道曰仁与义。"乾坤为三阴三阳总

纲；阴阳为六经总纲；五脏六腑，任督、十二经内联脏腑，外联皮肉筋骨脉，故人体为复杂巨系统的和合，从阴阳五行、八卦学说可知阴平阳秘复杂巨系统和谐统一，为最佳生理状态，故阴阳六经辨证，为朴素自然辩证法。《伤寒论》中处处体现着整体恒动观，阴阳六经辨证，本于八卦学说。发病的恒动观主要体现在直中、合病、并病等方面，传变的恒动观主要是指外感病发展过程中的自身所固有的恒动特征，辨证的恒动观主要是指结合证候本身发展趋势进行辨证的审势思维，治疗的恒动观主要反映在针对某些证候的由轻转重、治疗中标本缓急的合理把握两个方面。

张仲景的阴阳自和观与《黄帝内经》及道家的养生理论的阴阳自和应该是一源同出，但它是疾病状态下的阴阳自和，是阴性与阳性疾病向生理状态的回复，阴病与阳病都有其各自的自和方式，即使经过一定程度的逆治，机体也有恢复的可能。疾病的发生，从根本上说，就是阴阳的相对平衡遭到破坏，阴阳一方出现偏胜或偏衰的结果。因此，调和阴阳，补偏救弊，恢复二者的相对平衡，促进阴阳的平和状态（阴平阳秘），即为中医诊疗必须遵循的总纲，在和调阴阳的过程中，又须时刻注重适度的原则。《素问·生气通天论篇》曰："阴平阳秘，精神乃治""是以圣人陈阴阳，筋脉和同，骨髓坚固，气血皆从。如是则内外调和，邪不能害"。

《春秋繁露·循天之道》言："天地之道，虽有不和，必归之于和。"从整体恒动观出发，把握病人的阴阳盛衰方向，从而随证施治，调和阴阳，是中医辨证论治个体化诊疗的优势与特色，是实现整体和合靶向状态的捷径。《素问·至真要大论》曰："谨察阴阳所在而调之，以平为期""必先五胜，疏其血气，令其调达，而致和平"。《景岳全书·杂证谟》言："所

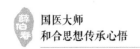
谓调者，调其不调之谓也。凡气有不正者，皆赖调和。"《类经·疾病类》言："气之在人，和则为正气，不和则为邪气。"失和在恒动中，调和亦适之而变。

三、谨守阴阳所在，强调性命双修，动静相济而达和合

和合状态是阴平阳秘的境界。《黄帝内经》从内容来看，提出了中医学的养生观，形成了"顺应自然 - 形体健康 - 心理道德完善 - 与社会和谐"的养生模式；在顺应自然方面，提出了"治未病"，即"和于阴阳，调于四时"顺应自然的养生原则。《素问·四气调神大论》曰："夫四时阴阳者，万物之根本也，所以圣人春夏养阳秋冬养阴以从其根，故与万物沉浮于生长之门。逆其根，则伐其本，坏其真矣。故阴阳四时者，万物之终始也，死生之本也，逆之则灾害生，从之则苛疾不起，是谓得道，……是故圣人不治已病治未病，不治已乱治未乱，此之谓也。夫病已成而后药之，乱已成而后治之，譬犹渴而穿井，斗而铸锥，不亦晚乎。"《难经·七十七难》曰："所谓治未病，见肝之病，则知肝当传之与脾，故先实其脾气，勿令得受肝之邪，故曰治未病焉。"张仲景继承和发扬《黄帝内经》治未病思想，对现代预防医学起到了承前启后的作用，其治未病思想包括养生防病、有病早治、已病防传、病盛防危与新愈防复。《伤寒论·伤寒例》曰："凡人有疾，不时即治，隐忍冀瘥，以成痼疾。小儿女子，益以滋甚。时气不和，便当早言。寻其邪由，及在腠理，以时治之，罕有不愈者。患人忍之，数日乃说，邪气入脏，则难可制。"《伤寒论》曰："病人脉已解，而日暮微烦，以病新瘥，人强与谷，脾胃气尚弱，不能消谷，

故令微烦，损谷则愈。"

靶向和合状态要求谨守法于阴阳，和于术数，养性修炼，顺其自然，治未病原则，其中关键要做到性命双修，形神合一。《素问·上古天真论》曰："上古之人，其知道者，法于阴阳，和于术数，食饮有节，起居有常，不妄作劳，故能形与神俱，而尽终其天年，度百岁乃去。"形神共养则是中医学推崇的一种最高的养生方式，即所谓"守神全形"和"保形全神"，然中医养生在强调"全神"与"全形"辩证统一的同时，从"神明则形安"的形神观出发，养生首当养性清心，视"养神"为第一要义，主张护形先护神，强身先调心，以使神旺而形安，达到养生保健，尽终天年的目的。治未病需要病人主动的参与，更需要医者的正确指导，尤其是形神合一实现的方式不可偏颇。可以通过清静淡泊以保神、愉悦自得以守神、顺应四时以畅神、顺志节志以和神、养性移情以怡神等适合现代人养神的方法来调节人的精神情志，从而达到治未病保健的目的。形属阴，阴主静，故形易静难动，宜以动养之；神属阳，阳主动，故神易动难静，宜以静养之；动以养形，以形养神，动中有静；静以养神，以神养形，静中有动；动静结合，以达形神合一。治未病的理念广及整个社会，唯有指引病人主动配合自我调节，坚持神形共养，才有可能居处长久的和合状态。

四、倡导治未病原则，完善健康管理，以和合思想为指导

近年来，我做了一点有关中医治未病、中医养生文化的宣讲和推广的事，在这些工作学习中，我深刻体会到和合思想的重要指导作用。

我认为将和合思想引入中医治未病理念中，有助于治未病理念的充

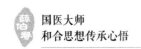

实，有助于将养生保健事业专业化，使其从临床出发，更具针对性、合理性。孙思邈言"上医医未病之病，中医医欲病之病，下医医已病之病"，如果以此为划分标准，当前"以治愈疾病为目的"的医疗模式下的医学水平只能算是下医层次，这与我国传统医学历来强调的"消未起之患，治未病之疾，医之于无事之前"的目标是有差距的。中医学是研究天地人的学问，有着强大的直接现实性及一定的超前预测性。"治未病"理论是符合中医学这两大特性的科学理论，其理论推广有助于"上医和中医"水平的达成，有助于中医的传承与复兴，更有助于推动我国医疗体系由疾病医学向健康医学的转变，同时有助于提高人民的健康意识。

当前，我国的医疗模式处于由疾病管理向健康管理、由治病向防病的过渡阶段，这一过程中深刻掌握"治未病"理论至关重要。不可否认，当前西医学占我国医学的主流，但这并不与我国的健康管理事业的发展相矛盾。且不谈中西医学的指导思想差异问题，就实际而言，中西医学都强调预防。现代医学的很多观点都在朝着"防"的角度去转变。比如2016年欧洲心脏病年会上对于青年高血压所达成的共识——"首先监测血压，同时进行生活方式和危险因素的筛查"，而并非一上来就进行降压药物治疗。健康管理事关国民健康，是医改进程中的重头戏。健康管理并非唯以治未病理论为指导，现代医学健康理念同样也发挥着重要作用。治未病理论源于中医学，对于人体健康的评估整体性、针对性更强，与个体化医疗的发展趋势一致性更高；而现代健康管理理论主要以西医学成果为依据，以各种检查方式为手段，其化学检验、物理检查甚至基因层面的精准手段使得对健康的评估直观性更强，但这也就带来了一个问题——过度治疗。再以常规体检为例，很多与必须尽快处理的疾病并无关系的检查结果被放大，有些与正常值稍有出入的指标可能是衰老的征象，或者仅仅是某种信号，但却导致被检者焦虑、恐慌。以心血管科常见的检查来说，一个简单的心电图，窦性心律不齐、无基础病的偶发早搏、偶尔一次的 ST-T 改变，这些本无须治疗的正常现象，有的甚至被扣上了冠心病的帽子，进行着所谓的"预防治疗"。这不仅是医疗资源的浪费，更给病人带来了生理和心理的双重压力。强调"双心医学"的时代，我们更要以治未病理论为指导，多关注活生生的人，而对那些冷冰冰的数据适当参考。如今体检机构普及，但对健康风险的评估和干预管理服务并未跟上，防病的效果未能最大化，反而更多的人通过体检的"桥梁"从家庭走向了医院。

"治未病"理论与 21 世纪医学模式的调整方向有强烈的一致性。"治未病"理论有助于推动我国医疗体系由疾病医学向健康医学的转变，是健康管理中的重要指导思想，更是健康管理事业蓬勃兴盛的重要动力。和合思想强调"人"，在倡导治未病，发展健康管理事业的过程中，要贯彻"以人为本"的理念，把握现代健康理念与治未病理念二者关系，亦需要和合思想的指导，本着和而不同的理念才能最大限度地发挥两种理念的各自优势，才能保证以人为本，避免医学手段的过度干预，才能充分尊重人体机能，实现健康管理的人性化、适度化。

第七章

薛伯寿国医大师"和合"思想的循证医学研究

第一节 薛伯寿国医大师"和合"思想的评价研究

从循证医学的角度来讲，名中医经验属于"专家意见"的级别证据，当我们试图将这些经验推广应用到较大范围医务人员中的时候，也需要进行评价。这种评价包括经验的真实性评价、临床重要性评价、临床实用性评价等。

循证医学主要研究内容是提供证据和应用证据，其与中医相同之处是重视证据，重视整体恒动观；中医辨证是通过四诊收集证据，将诊查结果作为辨证、立法、用药的依据；循证医学的核心思想是寻求证据，应用证据，前者用于诊断，后者注重对诊断和治疗结果的分析评价；中医重视整体观，循证医学也具有整体观，倡导临床措施和医疗决策以病人为中心。薛伯寿教授是我国著名中医学家蒲辅周先生的高徒，薛老临证，数十年如一日，经验积累结合悉心体悟，阴阳、五行、八卦、六经、脏腑、营卫气血、三焦学说等，所形成的独特的和合思想学术体系，讲究人与自然、人与社会、人体本身生理和合，从病理病态向生理和合转化，对中医药文化回归与积淀发展的指引意义重大，对薛老学术思想体系的评价将促进其在临证中的推广应用。中医药的临床评价是一个世界关注的话题，临床流行病学、循证医学的引入使得中医药临床研究水平有了很大的提高，但中医学有自身的特色。薛老认为，在不脱离整体恒动观念、思维微观求索、宏观微观相结合的中医辨证论治的基础上与现代科研方法相结合的临床研究无疑是最好的。

中医学虽具有强烈的人文属性，但也不能忽略它自然属性的一面，用现代科学、循证医学方法研究中医是发展中医的重要途径，循证医学研究方法有定性与定量两种，而当面对一些患有慢性疾病的病人，构建治疗原则是这一领域的合格的临床医生结合病人的主观要求、日常生活和所处的环境综合考虑做出决策时，往往采用的定性研究思维模式。定性研究是指在自然环境条件下，通过现场观察、体验或访谈收集资料，对社会现象进行分析和深入研究，并归纳总结出理性概念，对事物加以合理解释的过程，定性研究的优越性体现在可以解释那些定量研究所无法解释和回答的问题。薛伯寿国医大师中医和合学术思想体系通过定性研究，旨在遵循以中医思维模式的优势为先导，必须以疗效为本，进而推动其与定量研究相融合的科学发展。

应用定性研究方法对能够体现中医药治疗特色的指标进行评价，对中医药疗效进行整体性评价，将定性研究方法嵌合于中医药疗效评价的随机对照临床试验中，是值得探索的方向。循证医学定性研究方法适合于薛伯

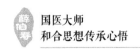
寿国医大师中医和合学术思想体系的评价研究，这是中医药学利用现代科技成果、引进科学方法而实现和合发展的内在动力与需求。定性研究力求说明"是什么""怎样"和"为什么"这样的问题，结果不以数据表示，通常以文本的形式用于解释某一现象，阐述观点。薛伯寿国医大师中医和合学术思想体系，法于阴阳五行，合用术数，是立体思维的产物，是一个融汇中华文化背景与名家实践结晶的成果，是中医文化发展的特色积淀与延伸，以定性研究为先导方法将使其学术思想得以升华。

在传统医学领域，定性研究能够研究医生和病人的知识、态度、观点、动机、期望，观察其医疗行为、医患关系，了解干预措施实施过程中的障碍，能够更好地促进临床证据在医疗实践中的应用，充分体现以"病人为中心"的医疗模式。定性研究有很多不同的收集资料的方法，比如观察法、个人访谈、焦点组讨论，以及参与性研究，或是分析文字或影音记录资料等，它们都遵循定性研究的一些基本原则，即自然性、归纳法、开放性和整体观。循证医学对医疗决策的影响是通过利用当前所能获得的最佳临床研究证据，与医生个人的经验、病人的价值观与选择相结合而实现的，针对传统中医学所具有的人文特征及复杂干预属性，采用定量与定性研究方法相结合的评价模式和综合评价方法，将有助于客观、公正、合理地评价中医辨证论治的疗效，找到中医治疗的优势人群，促进循证中医药的发展。

为此，我运用深度访谈的定性研究方法，以薛老本人的临床经验与意见为主，以客观的门诊病历数据为基础，总结既符合临床真实情况，又反映薛老学术观点的经验，以文本形式，基于实践经验的理论构建其中的和合学术思想体系。薛伯寿国医大师中医和合思想的定性评价研究，是对其学术和合特色思想理论的升华，初步整体总结其和合思想的具体观点，构建薛伯寿国医大师和合学术思想体系，为今后进一步定量评价研究其和合学术思想及定性定量二者融合的研究模式，奠定必要的基础，同时，为促进其学术思想在中医临床的推广应用方面提供理论体系依据。

薛伯寿国医大师和合思想是先师蒲辅周先生学术思想的传承与发展，再现了师承中医宝贵经验一脉相袭的优良文化传统。薛老早年毕业于上海中医学院，后即拜著名中医学家蒲辅周先生为师，跟师达13年，是蒲辅周先生最出色的弟子。薛老参与整理编写《蒲辅周医案》、负责编写了《蒲辅周医疗经验》，先后发表有关先师学术思想继承论文数十篇，并主编《蒲辅周学术医疗经验——继承心悟》。蒲老认为："只有中医理论上达到融会贯通，临床才能左右逢源，医理不明，则脉证皆无从识辨，其古人经验虽多，用药又何处下手？"蒲老溯源《内》《难》，师承仲景，博采历代各家学说，治学勤、恒、严、用，精于内科，尤擅温病，以善治急性热病著称，提出内伤杂病重在辨虚实寒热，外感时病重在辨表里寒热，从而使八纲具体化，蒲老处方全面、灵活，轻灵纯正，看似平淡，恰到好处，经方时方并重，温补、清泻咸宜，主张汲收现代科学知识，充实、发展中国医药学。薛老在蒲辅周先生的指导与关怀下，跟师勤于读书且善于感悟，尤其勤于临证实践且善于传承与发展，全面继承了蒲辅周先生擅长治疗外感热病的经验，在临床尤注重辨证论治，善于治疗内、妇、儿科疑难病症。

薛老临证谨记先师经验之授受训说，并在临证中反复体悟与总结。蒲老认为："凡治病必先找出发病的根本，即《黄帝内经》所谓：必伏其所主，而先其所因。这一点，是临床治疗的绳墨……不管是新病还是旧病，

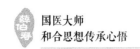
导致机体产生病变的主要因素就是本，在几种邪气合犯人体的情况下，对机体危害最大的就是本，也就是应该解决的主要问题。"蒲辅周先生曾将其处方经验概括为五点：制方要严，选方要准；加减有则，灵活运用；药必适量，不宜过大；病愈复杂，用药愈精；药不在贵，用之宜当。蒲老临终前曾说："我一生行医十分谨慎小心，真所谓如临深渊，如履薄冰。学医首先要认真读书，读书后要认真实践，二者缺一不可。光读书不实践，仅知理论，不懂临床；盲目临床。不好好读书是草菅人命。"蒲老提出："方药数量宜精不宜多""以法治病，不以方求病""六经、三焦、营卫气血等辨，皆说明生理之体用，病理之变化，辨证之规律，治疗之法则，当相互为用，融会贯通"。薛老推崇先师之说，继承蒲氏学术思想有关谈论，阐明中医临床疗效好坏，绝非与用药剂量成正比，疗效不可唯剂量论，提高中医临床疗效的关键，首先是理论领悟；其次是医理指导下的辨证立法选方用药；再次遵循经方分量比例也是疗效关键，总量之轻重则应追求适中，必须突出疗效为本，避免用药太多，医源药病，此外，提高外感热病疗效关键当融会贯通伤寒、温病和瘟疫学说。

蒲辅周先生中华文化积淀浓厚，薛老深受熏陶，每于临证之余，广阅中医典籍，喜阅国学经书，和合学术思想在蒲老的融会贯通中早有蕴意，而在薛老的深刻领悟下，得以继承与延续，并在临证的应用与总结中有所创新与发展。薛老中医和合学术思想的形成与历史上各家学派的形成与争鸣相似。汇通学派是汇通中医与西医之理，以指导临床应用的众多医家形成的学术流派，其源于明末清初，在争鸣中发展弘扬至今。清同治年间，四川名医郑钦安在成都开创了"火神派"，其特点即明阴阳之理，凡病只辨阴阳，重肾阳，治疗以扶阳为主，以善用附子，单刀直入，拨乱反正著称，其弟子甚多，而且代有传人，该学派问世以来，惊世骇俗，在全国独树一帜，而且还不断地发扬光大，历百余年而不衰。而享有"吴中医学甲天下，孟河名医冠吴中"美誉的孟河医派的学术源于中医经典，用其长而化其偏，师古而不泥古，在临床实践中，形成了和法缓治的医疗风格，创立了寒温兼容的辨证论治体系，用药轻灵平淡，一归醇正，学业精深，内外妇儿皆通，治法灵活，疗效卓著。两者皆以临床为本，必有和合提高疗效的可能。

和合学术思想体系的核心观点是"和合"二字，薛老认为先师蒲辅周先生虽然未提和合思想学说，但在先师的言传身教、临证诊疗中，无不时刻体现着和合内涵，尤其是先师深厚的中医文化根基，这些都是薛老认识领悟上的财富源泉，由此而萌发和合思想及和合文化的摸索与追求。薛老在长期的临证实践与感悟总结中，逐渐继承、构建与发展了蕴含于先师学术中的和合思想，并着力将其在实践中塑造成一指导临床的核心思维。和合学术思想体系要从诊疗过程的方方面面紧扣而力求实现和合状态，包括医者德术、医患关系、时节环境、病人身心、望闻问切、立法处方等。薛老认为任何学术思想体系均有自己的内核，因此，对于和合学术思想，必须要全方位的构筑和合旨意。一个学派的形成，都有它的理论基础和核心思想，而且是维系和推进其存在与发展的基石，扶阳学派作为中医学众多学术流派之一，其理论基础无疑是《黄帝内经》的重要思想，并与《易经》《伤寒论》等有十分密切的关系，其核心思想就是重视阳气，推崇阳气，力主阳主阴从。路志正教授为"首届国医大师"，擅长调理脾胃治疗各种内伤

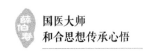

杂病和疑难病症，提出了"持中央，运四旁，怡情志，调升降，顾润燥，纳化常"18字诀作为其学术思想核心，是调理脾胃学术思想的浓缩和精华。

张景岳是温补学派的著名代表医家，以其"阳非有余"的学术思想著称于世，"甘温有益寒无补"成为其用药的第一主张，认为虚损证治的理论基础并非阳重于阴，而是真阴论，真阴论讨论了真阴之象、真阴之脏、真阴之用、真阴之病、真阴之治五个论题，其中真阴之病为其理论核心。医圣张仲景的学术思想与中国传统文化密不可分，中华文化所强调的天人合一、中庸之道、发而中节、致中和等思维方式在张仲景的著作中打下了深深的烙印，其医学观、生命观、疾病观、治疗观可以用"和"字来概括，"和"是仲景学术思想的核心。历代医家均是在中华文化的滋养下成长，尤其以和合文化为精髓。在各家流派的医籍中，展现的理论及其论述的学说，皆不离和合思想内涵的影响。蒲老承上启下，继往开来，遵仲景之意，挥先贤之墨，济世苍生于和合之的。薛老则领悟中意，传承先师学术，验之于临证，长之于医道，续之于杏林。

第二节　薛伯寿国医大师"和合"思想的推广应用

薛老治病以求因为要，常从细微处探寻疾病的原因；强调人体正气是本，扶正多从健脾益肾入手，健脾用药量少而不碍胃；在辨证的基础上，擅长病证结合；处方宗法仲景，参合后世百家，融伤寒温病及后世百家思想于一体，自成一家；处方用药讲究药物配伍，擅长使用药对，喜欢小方合用，尤其在联合使用经方方面颇有特色；用药偏于轻灵，但当大则大，疗效显著。薛老临证诊疗过程中无不体现和合哲学思想的特色，其和合思想的发挥源自薛老中华文化与中医文化的深厚底蕴，薛伯寿国医大师和合思想的推广应用对中医文化回归及中医临床疗效优势凸显具有重要的价值与深远的意义。

一、和合思想内涵的传承与启示

传承是名老中医学术经验延续与发展的最重要途径，中医理论与实践的创新与传承脉络息息相关。当代名老中医是中医药学术发展的杰出代表，是联系传统和实现中医发展的灵魂，名老中医学术传承工作是关系中医传统方法能否延续、中医药理论能否发展的大计。现行的名老中医经验研究方法有：以人为线索的名老中医经验的研究总结，以疾病为线索进行名老中医经验的归纳总结，以方剂为线索的研究，以思维方法为线索的经验总结，以临床流行病学的方法进行临床观察和总结，与现代数学和计算机技术相结合进行总结。余听鸿先生言："医书虽众，不出二义；经文、本草、经方为学术规矩之宗；经验、方案、笔记为灵悟变通之用，二者并传不朽。"名老中医是中医学术造诣最深、临床水平最高的群体，传承研究名老中医的临床经验和学术思想，对于推动中医学术发展、加快人才培养、提高临床服务能力都有十分重要的意义。对薛伯寿国医大师和合思想的挖掘、整理、领悟、总结及推广应用是一项事关学术继承、创新与发展的重大课题，是一项长久需要践行管理的工程。

薛伯寿国医大师和合思想中有对中华文化的传承认识，对中医文化的

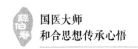

溯源求本，对医者大医精诚的德术塑造，对病患无微不至的关怀理解，对时代气候环境的细心考究，对天、地、人三才的调和论衡……后学跟师耳濡目染，受其启发深刻，并在临证实践中反复体会与应用。薛伯寿国医大师和合思想是一种文化现象，具有中华文化的禀质。中医学术的传承与创新发展的关键问题在于注重宏观整体的认识人与时空环境的关系，善于凭直觉感悟事物发展变化的内在规律，主张顺应自然，讲仁爱，重德诚，重实践，讲实用，主张"和而不同"。中医经验继承存在三个层次，即传承医术、传承医学与传承医道，其中传承医道要以医载道，这也是古代中医前贤终身追求的真正最高理想境界，入道可以由医入道，也可以由心入道，也可以由天入道，由于人法地，地法天，天法道，道法自然，万事万物无不遵循自然大道，医术有涯道无涯。薛老和合之道，既是为人处世之道，亦是扶伤济世之道，还是承上启下薪火传承之道，深入挖掘与推广是其学术体系延续发展的当务之急。

二、和合思想临床应用及疗效观察

薛伯寿国医大师和合思想在临证过程中的具体体现形式包括，在诊疗病人上，始终以整体恒动观去置身处地地体贴病人，融三才于望闻问切之中，以引导病人主动参与到病证管理调节中来；在立法上，善于应用狭义与广义之和法，以调和阴阳；在选方遣药上，善于应用轻灵平和的方药及合适剂量，以纠偏口感五味；在预后方面，三因适宜地给病人以和善的建议等。结合薛老的临证实践及后学的反复实践体悟，针对具体病证和合特色及其推广应用细述如下。

1. 外感热病

蒲辅周先生云:"外感热病是中医宝库中最为可贵的部分,中医辨证论治水平的提高,关键在外感热病证治过程,脱离外感热病,只治内伤杂病,难以铸就高水平的中医!"外感热病是中医宝库中最为可贵的部分,薛老继承蒲氏学说认为从汉医圣张仲景,到金元四大家,以及明清温病学派大师叶天士等学术成就,基本源于外感热病诊治方法的继承发扬、开拓创新;中医辨证论治水平的提高,关键在外感热病诊治过程中来磨炼,脱离外感热病辨证论治,就难以铸就真正高水平的中医人才。近年外感疾病治疗依赖西医已成普遍现象,抗生素滥用等致国民体质下降。然中医治疗外感热病优势仍是西药无法取代的,中医是在整体调节中,随着生理病理变化,辨证立法选方择药,祛邪方药与邪正相争病机不同而随时应变,既可避单味药导致抗药,也可在复杂祛邪方法中达到不伤正才能扶正。

薛老曾治一例流感发热病人,男,26岁,病人就诊3日前发热,体温39.5℃,某医院给予抗生素静脉输液治疗3天,高热未退,恶寒无汗,体温39.4℃,鼻塞,流清涕,咳嗽,咯少量白痰,咽喉肿痛充血,扁桃体Ⅰ度肿大,头痛,全身肌肉关节疼痛,纳谷不香,大便欠畅,小便稍黄,舌尖红、苔薄黄,脉浮数。证属冬温之"寒包火"。治宜辛凉复微辛温法,宣肺开闭、清热解毒。用三拗汤、升降散合四妙勇安汤加减:炙麻黄6g,杏仁10g,生甘草8g,全蝎4g,细辛3g,金银花15g,玄参12g,连翘10g,桔梗10g,蝉蜕4g,僵蚕5g,浙贝母10g,前胡10g,水煎服。服药1剂,高热即退,进3剂后诸症消失而愈。

另一寒湿郁闭化热患儿,男,7岁,为游泳队员,因参赛训练不慎发

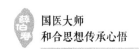

热，自服抗感冒退热药不解，前往某医院以发热待查收入住院，治疗 17 天高热未退。在住院期间查血、尿常规正常，X 线胸片未发现异常，抗"O"阴性，类风湿因子（RF）阴性，血沉 108mm/h。诊见发热，体温 40.0℃，精神疲惫，肌体困重，汗出后热不解，全身肌肉关节疼痛，右膝关节痛重，有少量积液，咽不痛微红，咳嗽，咯少量白黏痰，胸闷，胃脘痞满，不思饮食，大便黏而不畅，脉沉滑数，舌尖微红、苔白腻淡黄。证属寒湿郁闭化热。治宜温阳化湿，宣闭解毒。药用：制附子 5g，炙麻黄 6g，细辛 3g，薏苡仁 15g，杏仁 8g，防风 5g，虎杖 10g，生黄芪 12g，生甘草 6g，全蝎 4g，金银花 18g，玄参 12g，当归 8g，水煎服。服药 1 剂体温大降，药进 3 剂体温正常（36.2℃），精神转佳，身痛重缓解，膝关节积液明显消退。继以防己黄芪汤、四妙勇安汤加减调治，查血沉 18mm/h，恢复上学。

一例肺炎发热病人，男，75 岁，中风左半身瘫痪 5 年，4 月 5 日因发热不退，经肺部 X 线片检查，诊为"肺炎"，用多种抗生素不能见效，求诊于薛老。高热 11 天，咳嗽，有黄痰，咳则咽痛，不服退烧药即无汗，全身不适酸楚，每日尚有形寒之时，口苦，心烦，纳少，小便不畅，大便数日难行，舌质红、苔薄黄，脉寸浮关弦细数。证属风温郁闭于肺，失于宣透，三焦不利，升降失司，拟辛凉宣透，清肺化痰，升清降浊，通利三焦。处方：金银花 18g，连翘 12g，桔梗 10g，玄参 12g，荆芥穗 6g，蝉蜕 5g，僵蚕 10g，炒栀子 10g，柴胡 15g，黄芩 10g，赤芍 10g，杏仁 10g，浙贝母 10g，鱼腥草 15g，芦根 15g。服第 1 剂后渐有微汗，体温即明显下降，服 5 剂后发热退净，近日出汗偏多，口干欲饮，嗜睡，纳偏少，二便皆可，稍有咳嗽，乃用竹叶石膏汤合生脉饮加桑叶、杏仁调理而恢复。

上述薛老诊治的外感热病典型病例，其遣方用药在和合思想指导下均有所发挥，最终收效甚佳，合多方和诸药以调病人。此外，薛老强调治疗外感热病应知病人体质有异，如病随体异，阳盛之体，感寒易热化；阳不足之体，感温亦寒化；儿童及老年人体质各有特点，用药及养生食疗亦当有别；温邪为本，兼夹为标；温病常因兼夹而使病情复杂难效，然四损、四不足实为温病有体异特点；治疗中若忽视个体差异，亦难生效，其治疗原则为祛邪必顾及其虚，一般不宜急于攻邪，首以养正为要。薛老曾给我们讲述蒲辅周先生曾治一脑炎病人，高热昏迷，属温病范畴，用安宫牛黄丸、至宝丹等，热退而昏迷加重，北京诸名医会诊，坚持使用上述大凉之药。惟蒲氏一人要停用凉药，建议用附子汤救治，用之使病人很快清醒。醒后自云，服蒲老药时有全身冰雪融化而消之感，诸医不解其故，请教于蒲，答曰："此病人素体阳虚，平素有吃附子、羊肉的习惯，今虽患温病，但过用寒凉，在高热退后肢冷、脉沉，舌已无红绛，病邪已出营血，阳虚又现，所以非附子不能救其逆而回其阳也"。薛老指出提高外感热病疗效关键当融会贯通伤寒、温病和瘟疫学说。内伤郁热，慎不可妄补，疏肝解郁，调气和血，宣通郁闭，升清降浊，有内伤杂病从肝治之说，实为提高有关内伤疗效之奥秘；外感热病，从伤寒到温病，以及瘟疫，掌握灵活运用火郁发之原则，实为辨证、立法、选方、用药的关键，掌握辨证论治精髓，必须明白此理，此为提高外感热病疗效奥秘之一。

2. 内科病症

薛老继承蒲氏学术思想认为中医临床疗效好坏，绝非与用药剂量成正比，疗效不可唯剂量论，提高中医临床疗效的关键，首先是理论领悟；其

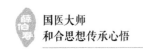
次是医理指导下的辨证立法选方用药；再次遵循经方分量比例也是疗效关键，总量之轻重则应追求适中。薛老治疗内科疾病，尤擅于辨证论治，以和合之效为靶向。薛老认为内科病症复杂多变，关键要精确辨证，然后立法选方用药，配以适合剂量，最佳原则是回归中医本原剂量，从而达到有的放矢之功。

薛老治疗眩晕一例，女，51岁，头晕、目眩伴恶心两周。病人两周前晨起突感头晕，目眩伴恶心、呕吐黄绿色苦水，往北京友谊医院做 CT 示："颈椎骨质增生"诊为"椎基底动脉供血不足"，予静脉输注丹参注射液无效而来诊，现症见头晕、目眩，恶心欲呕，颈部不适，不欲饮食，眠差多梦，大小便调，舌质红，苔薄黄腻，脉弦细。证属肝火上炎，痰浊上逆。治宜调肝降逆，化痰降浊。方用左金丸、四逆散合半夏白术天麻加减化裁。处方：半夏 10g，白术 10g，天麻 10g，黄连 6g，吴茱萸 2g，柴胡 10g，枳壳 10g，甘草 10g，葛根 18g，白芍 20g，威灵仙 12g，片姜黄 8g，怀牛膝 10g，益母草 12g，5剂。二诊：药后头晕、目眩明显减轻，仍感恶心，颈项略有不适，眠差多梦，舌质红，苔薄黄，治以疏肝和胃，佐以重镇安神之剂。处方：柴胡 10g，黄芩 10g，半夏 10g，党参 10g，黄连 6g，吴茱萸 2g，茯苓 12g，葛根 15g，白芍 15g，白术 10g，泽泻 20g，威灵仙 12g，炒枣仁 18g，石决明 15g，灵磁石 15g，甘草 8g，生姜 4片。7剂，药后诸症消失。随诊半年未发。

治疗一胃痛病人，男，45岁，胃痛反复发作 6年余，加重 2个月。病人形体消瘦，面色晦暗少华，经胃镜检查诊为慢性胃炎，经多次治疗，每短期症状略有改善，病情迁延，近期又因工作劳累、饮食不节而病情加重，胃脘胀满、疼痛，喜温喜按，每于食后 2 小时较重，嘈杂吞酸，胁胀，时有口泛清涎，口苦而黏，胸闷善太息，纳呆，身倦乏力，大便质稀，每日 2 次，手足冷。舌暗红苔黄腻，脉弦细。中医辨证：肝气犯胃，寒热错杂。西医诊断：慢性胃炎。治法：疏肝理气，调和脾胃。处方：柴胡 9g，黄芩 9g，半夏 9g，党参 10g，干姜 9g，黄连 6g，吴茱萸 3g，炙甘草 3g，乌贼骨 15g，生姜 3 片，大枣 6 枚，7 剂。服药 3 剂后，症状明显好转，7 剂后胃痛基本消除，原方继服 7 剂，告愈。

诊治一高血压病人，男，56 岁，高血压病史 10 年，降压药控制在 Bp140/（80～90）mmHg，3 天前与他人发生矛盾，渐觉头目胀痛，颜面红赤，面肌痉挛，耳鸣腰酸，烦躁易怒，右半身出汗，左上肢发凉、发麻，左手胀痛，两胁隐痛，口苦口干，眠差，夜尿频，2 小时 1 次，大便尚可。舌暗苔白厚腻，脉弦。Bp160/100 mmHg。既往有脂肪肝、前列腺增生。辨证：少阳枢机不利，气血不畅，肝火上炎，心肾阴虚。治则：疏肝解郁，调和气血，滋阴潜阳。处方：柴胡加龙骨牡蛎汤合百合地黄汤加减。柴胡 12g，黄芩 10g，法半夏 9g，党参 10g，炒枣仁 18g，茯苓 12g，生龙骨（先煎）10g，生牡蛎（先煎）15g，生地 18g，知母 10g，百合 15g，竹茹 8g，黄连 6g，肉桂 1g，石决明（先煎）15g，甘草 10g，生姜 3 片，7 剂。二诊，症减，血压降至 150/90mmHg，守方再服 14 剂。三诊，血压降至 130/80mmHg，半身出汗已止，左肢麻胀感明显好转，睡眠大有改善，仍有头痛眼胀，耳鸣腰酸，两胁隐痛，口干，尿频，舌暗苔白腻，脉沉。但诸症较前均有所减轻。薛老认为病人服药后，肾水上济，肝阳下潜，心肾交通，气机畅达，故诸症悉减，惟血压尚不稳定，加炒栀子 10g 清肝，续服善后。

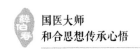
上述薛老诊治病案仅举一二，其特点在于辨证准确，方证对应，兼顾情志调理，追求医患互动，共同配合调整阴阳，故而疗效可见一斑。

3. 儿科病症

小儿形体柔嫩，气血未充，体质和功能均较脆弱，不仅发病容易，病后寒热虚实变化较成人迅速，并因体质的差异、感邪的不同而病证多端；小儿又为"纯阳之体"，生机蓬勃，体内新陈代谢旺盛，感邪后更易从热从火而化，以致儿科临床实证、热证较多。薛伯寿国医大师和合思想在儿科病症上有独到的发挥，认为小儿少阳体质需要三才的调和养护，用药需以轻灵和气，此即为和合状态的切入点。

薛老诊治一咳嗽患儿，女，9岁，咳嗽月余，干咳无痰，晨起咳剧、咽痛，纳差，大便干，舌红，苔薄白，脉弦滑。诊为咳嗽，证属肝火犯肺。治以疏肝清肺止咳，方以四逆散加减。处方：柴胡、枳壳、甘草、桑叶、苦杏仁、桔梗、紫苑、夏枯草、玄参、连翘、黄芩各8g，白芍12g，射干6g，蝉蜕4g。7剂，每天1剂，水煎服。二诊：咳嗽基本痊愈，夜有磨牙，面有白斑，大便2天1次，质干，纳差，舌尖红，苔薄白，脉弦滑。以四逆散加乌梅2枚，黄连4g，细辛2g，川楝子、槟榔各6 g，木香5g。5剂，消积驱虫，调理肠胃善后。

诊治毒性脑炎患儿，女，7岁，高热头痛、抽风、呕吐，在某医院住院治疗，经化验检查诊为"病毒性脑炎"，给予多种抗病毒药治疗，高烧不降，体温40.2℃，阵发性癫痫样发作，加用小剂量冬眠疗法，高热、抽搐仍不易控制。请薛老会诊。诊见急性热病面容，高热头痛，体温有时高达40.5℃，神昏，躁扰不安，手足瘈疭，大便2日未行，小便短赤，脉弦数，舌质红绛，苔黄燥。查体：对光反射迟钝，颈项抵抗感明显，巴氏征及克氏征均阳性。证属邪热内闭，内陷心包，热极生风。治宜凉肝熄风，醒脑开窍，清热解毒。药用：钩藤 5g，桑叶 8g，菊花 8g，天麻 8g，金银花 12g，赤芍 10g，甘草 8g，蝉蜕 4g，僵蚕 8g，川贝母 5g，郁金 8g，石菖蒲 6g，远志 5g，羚羊角粉 0.6g（分次冲服），紫雪丹 3g（分次冲服）。服药 1 剂体温见降，躁扰抽搐渐减，服完 2 剂体温基本正常，偶发低热，神志转清，精神安静，能吃流食。再诊去羚羊角粉、紫雪丹，继服数剂而出院。出院后偶犯癫痫、纳差、恶心、口苦等，先用小柴胡汤加龙牡，继用十味温胆汤而愈。

诊治一暑温患儿，女，9 月龄，发热 3 天。诊见：发热，体温 37.7℃，白天无汗，鼻流清涕，伴有腹泻 2 天，每天 3 次，为黄色不消化水样便，曾呕吐 1 次，夜卧不安，哭闹，易惊，夜间有汗，目窠晦暗，面黄稍青，舌淡红，苔薄白，脉浮数。诊为暑温，证属暑伤脾胃、兼有表邪。治以祛暑解表、清热化湿，方予香薷饮合葛根芩连汤加减化裁。处方：香薷、厚朴、葛根、木香各 5g，扁豆、黄芩各 6g，黄连 4g，连翘 8g，马齿苋、焦三仙各 10g。4 剂，每天 1 剂，水煎取 120ml，分 3 次喂服。二诊：服药 1 剂，热退身凉，遍身出红疹。3 剂药毕，汗出减少，睡眠渐安，哭闹、惊惕渐止，饮食渐增，未再呕吐，大便仍如平素先干后稀，先青后黄，每天 1 次，舌淡、苔薄、脉略数。暑热已退，湿邪渐解，脾虚凸显。处方：法半夏、陈皮、藿香各 5g，茯苓、连翘各 8g，焦三仙各 10g，砂仁（后下）3g，黄连 4g。7 剂，如前法煎服，调理脾胃善后。

上述儿科病案亦为薛老临证中的验案，时方经方合用，师古不泥，融

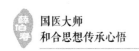
会贯通。薛老专门针对小儿特有体质辨证，方随证转，用药轻灵平和为要，避免不良反应的发生，固护了小儿的少阳禀质，正气充足，则阴阳自调。

临床中我谨记薛老教导，治疗小儿疾病多注意其体质特点、饮食生活习惯及情绪。若为嗜食肉食之小儿患外感发热后，不加以消导之剂，热不易退，若不忌食肉腻之品，热易复起。曾治王某，女，12岁，2009年3月4日就诊。7天前病人受凉后出现咳嗽，咳黄色痰液，质黏，因患儿不会咯痰，大多咳嗽后咽入胃内所以总痰量不明确。无发热、恶寒、流涕、鼻塞等症状。外院查胸片提示肺内炎症灶，化验血象白细胞、中性粒细胞均在正常范围，医生诊断为肺炎而给予阿奇霉素静点，5天后改为口服阿奇霉素，但患儿咳嗽仍不减轻，夜间咳嗽剧烈，严重影响睡眠，白天上学期间稍减轻，饮食不受影响，食欲佳，若进甜、油腻食物则咳嗽明显加重。大便正常，每日1次。小便正常。病人家属平时较少使用中药，此次感长时间应用抗生素无效，遂考虑改用中药诊治，因电话咨询，虽未亲见舌脉，但根据其所述病史及症状，仍习用调和肝脾、宣肺止咳之法，以四逆散为主方加减。处方：柴胡8g，枳壳6g，白芍8g，炙甘草6g，杏仁8g，桔梗8g，前胡10g，炙紫菀8g，桑叶10g，枇杷叶8g，生姜2片，蝉衣4g，僵蚕6g，神曲10g。3剂水煎，每日3次。嘱清淡饮食，避免肉食。第1剂服后夜间咳嗽即止，患儿一夜安然，为了巩固疗效而坚持把3剂服完。但第4天患儿因进食较多羊肉制品又出现咳嗽反复，夜间偏多，遂换神曲为焦三仙各10g，加川贝5g打碎，同时要求坚决控制油腻饮食。3剂后诸症消失，后电话随访未再发作。

临床上应注意，儿童平日学习紧张，压力大，也会出现情志不遂的情况，影响肝气的条达，加之儿童多喜食甘甜油腻食物，脾胃负担加重。肝脾不和证出现的机会很大。此病例中四逆散中四药相合使气机条达，疏郁透邪，三焦畅通，脏腑气血安和，再配合桑叶、杏仁、桔梗、前胡、炙紫菀、枇杷叶、生姜等药物宣肺止咳、升清降浊，加上神曲消食化积，生姜健脾开胃，全方紧扣患儿病机，加之小儿脏腑清灵，故用药易于起效。

4. 妇科病症

妇科具有经带胎产等特点，其病证多与气血失调、情志不畅有密切关系。薛老承蒲辅周先生经验，对妇科疾病的诊治，以调理气血为主，以疏肝和脾为重要环节，妇人杂病仍以辨证论治为根本原则。对于冲任虚寒，瘀血阻滞之月经不调，用温经汤加减；对于思虑过度，劳伤心脾，冲任虚损之月经过多，用归脾汤合胶艾四物汤加减；对于月经不调，量少色淡，有紫暗血块，用桃红四物汤加减；对于痛经属气滞血瘀之经期腰酸腹痛，少腹胀满发凉，用少腹逐瘀汤加减；若血寒痛经，则喜热怕冷，小腹发凉，可用温经汤加减；肝郁痛经，多口苦，胁痛胀满，可用丹栀逍遥散加减；血虚寒凝之痛经用当归四逆汤。

薛老诊治一乳癖病人，女，40岁，2005年10月29日初诊。患乳腺增生8年。平素乳房胀痛，偶头晕，梦多，左侧少腹痛，每月行经持续3天，量少、色暗有块、经前腰痛，白带黄有异味，舌胖淡暗、苔薄白，脉沉涩。诊为乳癖，证属肝郁气滞化火。治以疏肝理气泻火，方以四逆散加减。处方：当归、延胡索、白芍各12g，黄柏、柴胡、枳壳、白术、茯苓各10g，甘草、炮穿山甲、路路通、川楝子各8g，炒酸枣仁15g，薄荷6g，砂

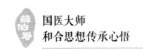

仁 4g，山药 18g。7 剂，每天 1 剂，水煎服。复诊：乳房胀痛明显减轻，尚未行经，带下量减，异味减轻。继上方服 7 剂，平素已无乳胀痛，再次行经量较前增多，白带量减少且无异味，舌淡红、苔薄白，脉沉细。守方去黄柏、砂仁，续服以巩固疗效。

治疗一闭经病人，女，30 岁，闭经 3 月，伴疲乏无力，凌晨背部汗多，膝以下有冷感，睡醒后手胀，舌麻，面部时发痤疮，形体较胖，舌暗胖大有瘀斑、苔白腻，脉沉涩。诊为闭经，证属阳气郁闭。治以温经活血通经，方以四逆散加味。处方：柴胡、白芍、赤芍、枳壳、桔梗、桂枝、防风、川牛膝各 10g，炙甘草、桃仁、红花各 8g，当归 12g，浮小麦、大枣各 30g，细辛 3g，生姜 3 片。7 剂，每天 1 剂，水煎服。二诊：疲乏、舌胀发木感减轻，膝下冷好转，汗出明显减少，眠可，舌暗稍胖、苔薄白，脉沉弦。守方去浮小麦、生姜、大枣、细辛、防风，加女贞子、旱莲草各 15g 以补肾阴。继服 14 剂，行经 1 次，仍续服前方以增疗效。

诊治慢性盆腔炎病人，女，40 岁，3 年前流产，行清宫术 2 次并上环。后两侧小腹常痛隐隐，腰酸，月经先后不定期，经期及劳累后腹痛加重，带下量多，色黄有味。诊为慢性盆腔炎，中西医多方治疗均无改善。1 周前因受凉腹痛加重来诊。刻下：病人腹痛隐隐，微坠胀，腹凉，小腹两侧轻度压痛，带下量多，黄白相间，纳差，时便溏，神疲，面色萎黄，舌质淡暗，苔薄白，脉沉弦。辨证为肝脾不和，气滞血瘀，湿热下注。方用当归芍药散合薏苡附子败酱散加味治之，处方：当归 10g，白芍、白术、茯苓、败酱草、蒲公英、金银花、土茯苓各 15g，川芎 8g，泽泻 18g，薏苡仁 30g，熟附子 6g。7 剂后腹痛缓解，仍有腰痛便溏，加桑寄生、川断各 20g，破故纸 15g，又进十余剂，腰痛缓解，带下及大便均正常。后用逍遥丸合桂枝茯苓丸交替服用 2 个月，停药观察 1 年未见反复。

以上病例表明薛老擅于抓住疾病核心病机，辨病辨证相结合，突出中医整体辨证优势，施以复方合方，随证论治，因人而调，力求和合。

学习薛老经验，我治疗妇科亦重视调理气血、疏肝和脾，曾治一闭经病人，31 岁，未婚，体型偏瘦。该病人从事金融行业，精神压力大，参加工作后长期月经不调，每至经停服用黄体酮后方能行经。现病人已月经 3 月未至，不欲再服西药，求诊中医治疗。刻下病人感神疲乏力，时有情绪焦躁，近来为减肥饮食节制，余无明显不适。舌暗红，苔稍白腻，脉沉略涩。四诊合参，辨其为肝肾不足证。治以疏肝和脾，益肾通经。方以四逆散加味。处方：柴胡 10g，炒枳壳 10g，白芍 15g，炙甘草 10g，当归 12g，川芎 10g，女贞子 10g，菟丝子 10g，酒苁蓉 10g，鹿角霜 15g，盐杜仲 10g，续断 15g，益母草 10g，栀子 10g。7 剂水煎服，早晚分服，嘱其均衡营养，避免过度节食。二诊：7 剂药未服尽经已至，但量较少。继续守方治疗，来经时也可继服。

此病人正值四七身体盛壮之年，本应天癸蓄极、功能正常，但长久以来其精神紧张，七情不快，郁久成病。我认为，此病治疗关键在于恢复其天癸之正常功能，从西医上来讲就是使其激素分泌的功能正常，而不是一味依赖外源激素的暂时补充来形成撤退性出血的方法。然而欲恢复天癸之能，当以调肝为第一位，调肝尤当以调气为先。治疗月经不调类疾病，我学习薛老经验常以四逆散为打底方。四逆散重在调肝气，顺肝条达之性，且思木为水之子，故此方虽为调肝实际却是为肾作为"作强之官"职能的

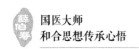
发挥疏通道路，故以此方打底可谓和合自然、标本兼顾。正如《圣济总录》中言"夫肾为作强之官，精为一身之本，所以运动形体者也，一或受邪，则肾实而精不运，故有脊脉痛，少气不欲言之证，名曰解者，解有解缓之义，则疑于寒亦疑于热，疑于壮亦疑于弱。不可必之辞，诊其尺脉缓而涩者，解也。"此例病人正属此种解缓之人，以四逆散调畅气机实属正治，更配以佛手散调和气血，菟丝子、女贞子、杜仲、续断等补益肝肾，肉苁蓉温阴中之阳、鹿角霜温阳通督，最后酌加益母草、栀子活血治其标，栀子并能清其虚热。药证合拍，故能取效。

三、和合思想在推广应用中的思考

薛老和合思想的推广应用有助于弘扬中华文化与中医文化，提升中医本原回归的导向价值。前述些许典型病例是薛老临证所积所悟之结晶，是其和合思想应用的一部分。其和合思想目前已由其传承人及弟子（学生）在临床上推广应用，使他们的临床水平及中医临证疗效均得以显著提高。

1.影响推广应用的因素

薛伯寿国医大师和合学术思想的推广应用将是一项长期及长远的工程，这是一个中医回归、溯本求源的过程。中医和合学术思想作为名老中医一生临证实践经验积累的感悟与总结，是中医药学发展与创新的重要源泉，是中医文化的宝贵财富。影响中医和合学术思想推广应用的因素是多方面的，这与其他名老中医学术思想一样，都是必须要面对解决的问题，包括诸如行政部门对学术思想的忽视，缺乏相关政策与有力度的支持；广大医护人员，尤其是中医界行业内的各自流派学说纷纭，难鉴主流，缺乏主动与积极地探寻中医文化根基；中医行业学生普遍西化，我随人主，司空见惯，而教育本身的错误导向是其主要原因。

这些问题如同现代中药的推广应用一样，都要经过一个磨合与转化的过程。如中药饮片颗粒剂的产生是中医药发展历史上的新生事物，它的发展不可能一帆风顺，人们对它的科学性与合理性提出疑问，展开讨论是必要的，当前很迫切的是做好完善中药饮片颗粒剂质量标准的工作，对中药饮片颗粒剂应有明确的概念，以免造成病人误解，提供更加有说服力的临床数据，以利于这种新产品、新剂型规范、有序、健康发展。现在中药颗粒剂已在市场上普遍受到欢迎，从而促进了中医药现代化、规范化与国际化的发展。又如针刀医学由于它的原创性、实用性、科学性，在最近20年的时间内全国已经得到了比较普遍的应用，国外包括亚洲、美洲、欧洲、非洲均有医生来学习针刀，并有40多个国家开展这项诊疗技术，给我们国家带来巨大的社会效益和经济效益。然而学术思想是道的境界，不同于其来源的细节，如中药颗粒、术法针刀等，学术思想处于更高层次内容，是用于指导药、术等具体实践的。故学术思想的推广应用相对而言较为困难，因为要将思想融入人们的实践中需要一个长期的过程。中医和合学术思想是用于指导实践的，只有在长期的临证实践中亲自验证，从病人身上细心体悟，在临床工作中严谨评价，才能真正落实其所应有的价值。

2. 推广应用模式探索

中医学术思想推广应用模式需要综合全方位的权衡与力度，其基础是建立相应的保障机制与规则，以促进优秀学术思想在实践中指导地位的提升。对于学术思想的推广应用，我们需要做好规划，可以参考汲取其他领

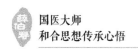
域的实践经验。在科技领域，技术预见成果需要应用，在新技术及产业化项目诞生和发展的初期，政府科技管理部门应当高瞻远瞩，通过将新技术及产业化项目列入科技计划支持应用、产业规划引导应用和示范工程推广应用，这不仅有利于技术预见成果的应用，而且更有利于区域科技与经济的协调发展。如临床路径实施方面，医生、护士及其他专业人员针对某个病种或手术，以循证医学为基础，以预期的治疗效果和成本控制为目的，制定有严格工作顺序和准确时间要求的最佳程序化、标准化医疗检查和处置流程，并把全面质量管理和持续性质量提高作为监控手段整合到其中，用以减少康复延迟及资源浪费，使病人获得最佳的医疗护理服务，它强调的是把传统的弹性治疗变为标准化、规范化的诊疗计划。薛伯寿国医大师和合学术思想的传承与推广应用，是其临床疗效延续与发展的生命力，而其中需要克服的问题还很多，贵在探索与创新的领域亦弥足珍贵。

第八章

薛伯寿国医大师学术思想初探

通过跟师多年的时光，耳濡目染，深知老师博采众长，众多领域都在前人的基础上有所发挥。但是由于老师平时忙于诊疗工作，未能坐下来潜心总结成文，其独到的见解、观点也仅散见于平时的一些论文中。笔者认为，不管哪位中医大家，既然称为学术思想，就要有独到的地方，有比前人突出的一面，而且还要有一定的系统性，不然顶多算是临证经验。本人尽管才疏学浅，跟师时间也不长，对老师独到见解的认识也还不深刻，但是考虑到有老师的指导在，于是不怕能力不足，对老师学术思想进行初步整理，也期望能够初步成文后，由后来者再进行更深层次的发挥和挖掘，更有利于老师学术思想的整理和发挥。

第一节　崇尚道法自然，制定处世治学原则

《道德经》言："人法地，地法天，天法道，道法自然。""道法自然"是老子的基本观点，是道家尊重自然规律法规，倡导顺从自然的自然哲学的核心价值观，它高度概括了中国优秀传统文化的精神实质。薛老崇尚道法自然，是一元气论、阴阳、五行、八卦学说、和合思想的折映。具体而

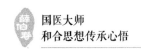

言，薛伯寿国医大师和合思想所立身躬行的处世治学原则为：道法自然，天地无为而生育万物无所不为，为之于未有，防患于未然，追求奉献，无为而治，无为而学，无为而无不为；自强不息，厚德载物，上善若水，利万物而不争，为而不争，自然皈依；天人相应，致道三才，至尚和合。

一、道法自然，无为而治

薛老推崇老子的道家思想境界，指出中医药学的和合思想亦源自中华文化中的道教文化。《老子直解》言："绝圣弃智，民利百倍；绝仁弃义，民复孝慈；绝巧弃利，盗贼无有……少私寡欲，绝学无忧""是以圣人之治，虚其心，实其腹，弱其志，强其骨。常使民无知无欲"，此论从表面而论，绝对是愚民，知其深层内含，则实为反对追求名利，危害百姓之学，倡导为道而学，掌握自然规律法规，顺从自然办事，惠及百姓。"是以圣人处无为之事，行不言之教""为学日益，为道日损。损之又损，以至于无为"。掌握自然辨证，反对夸夸其谈，以求无为而无不为，故老子所谓的"无为"，其真正的内涵并非是不要作为，而是要求人顺从自然规律，达到治世的目的，即所谓"无为而无不治""无为而无不为"。老子曰："天地之性，万物各自有宜。当任其所长，所能为，所不能为者，而不可强也。"河上公曰："人当法地安静柔和也，种之得五谷，掘之得甘泉，劳而不怨也，有功而不制也。天湛泊不动，施而不求报，生长万物，无所收取。道清静不言，阴行精气，万物自成也。道性自然，无所法也。"道教的自然观强调人与自然的和谐共生，人与自然和谐的法则就是"天人合一""天人相应"，人为小宇宙，与"道法自然"。王弼曰："法，法则也。人不违地，乃得全安，法地也。地不违天，乃得全载，法天也。天不违道，乃得全覆也，法道也。道不违自然，乃得其性，法自然者。在方而法方，在圆而法圆，于自然无所违也。自然者，无称之言，穷极之辞也。用智不及无知，而形魄不及精象，精象不及无形，有仪不及无仪，故转相法也。道顺自然，无故资焉；地法于天，人故象焉，所以为主，其一之者，主也。"

生命问题是中国传统哲学思考的重要问题，生命是阴阳二气，天地水火产生后的自然产物，故河图有天三生物，地八成之，三生万物为有生命之始。其中老子哲学思想中所蕴涵的"道法自然"的生命境界是通过"无为而为"的生命践履追求人的生命之"真"与"朴"。老子的无为有其明确的价值取向，它展现为一种承负着为生命寻求安身立命之本、为社会的存在和发展寻求"深根固柢，长生久视"之道的哲学使命，这种哲学思维崇尚精神的自适和朴真，注重事物的统一性与整体性，追求社会发展的均衡性和恒久性，并分别遵循三种路径成就精神和社会的"无不为"，即精神的超越和向本真复归，以及社会的安宁和发展：倡无私奉献，以"知足"来解开欲望的束缚；以"病病"来摆脱价值观念的桎梏；以"善利万物而不争"来引领"人之道"向"天之道"的归趋。"无为而无不为"表面上看是一个逻辑悖论，但实质上却展示了人生境界经由修养途径达到审美境界的必由之路，老子"无为而无不为"的美学思想在庄子"淡然无极而众美从之"的人生境界中得到了发扬光大。薛老行医历程，取道艰辛，终成修业，认为老子清静无为之道，道法自然，讲求奉献，虚怀若谷，无为而无不为，而至和合之的，解含灵之苦。

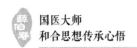
二、上善若水，为而不争

老子说："上善若水。水善利万物而不争，处众人之所恶，故几于道。居善地，心善渊，与善仁，言善信，正善治，事善能，动善时。夫唯不争，故无尤""和而不同，为而不争。勤而习之，宠辱不惊"。"上善若水""为而不争""自然皈依"作为一种理想化的君子人格模式，体现着老子"以水喻道"的敏锐、睿智的思辨特质，召唤了历代仁人志士在人格实现上日趋走向完善、达求和升华，从而使得老子哲学始终蕴含着悠长隽永的生命意趣。老子之所以揭示"上善若水"，是因为水能够滋润万物，水顺应自然而不争，水性柔弱，不择地而流，常常停留在卑下的地方，与物无争……因此，圣人应师法水德，"居善地，心善渊，与善仁，言善信，正善治，事善能，动善时，夫唯不争，故无尤"，以成就上德者之人格。老子云："知其雄，守其雌，为天下溪。为天下溪，常德不离，复归于婴儿。知其荣，守其辱，为天下谷。为天下谷，常德乃足，复归于朴""夫唯不争，故天下莫能与之争" "天之道，利而不害；人之道，为而不争"。孟子曰："居天下之广居，立天下之正位，行天下之大道。得志，与民由之。不得志，独行其道。富贵不能淫，贫贱不能移，威武不能屈，此之谓大丈夫。"《道德真经注》云："上善谓第一等至极之善，有道者之善也，其若水者何也？盖水之善，以其灌溉浣濯，有利万物之功而不争处高洁，迺（乃）处众人所恶卑污之地，故极于有道者之善。"《老子本义》曰："凡利物之谓善，而利物者又不能不争，非上善也。惟水不然，众人处上，彼独处下；众人处易，彼独处险；众人处洁，彼独处秽，所处尽众人之所恶，夫谁与之争乎？此所以为上善也。居善地以下，则言圣人利物而不争之实，非乃指水也。"

老子所追求的"上善若水"的理想人格，即"善利不争之德行" "以柔胜刚之意志" "谦下包容之气度"，不论是对当时还是对现代都有重大的启示和借鉴作用。我们现在只有真正的领悟与学习这些理想人格，真正具备无私奉献、善待万物、能屈能伸、坚毅不拔、谦虚谨慎、有容乃大的人格，才能有所作为、有所建树。薛老医德医术在杏林散发浓郁芳香，他数十年来，一直坚守临床一线，默默地为病人诊疗愈苦，一心为病人着想，心无旁念，无私无欲，善待众人，载德泽物，追求至真至美至善，此亦谓止于和合。《老子想尔注》言："圣人不与俗人争，有争，避之高逝。"老子曰："圣人不积。既以为人己愈有，既以与人己愈多。天之道，利而不害；人之道，为而不争。"老子"为而不争"绝非是劝人无动于衷而与世无争，而是引导国人必须法"道"自然而有所作为，探究"上善若水"的精神实质，旨在张扬为人处世的安身立命之道，诸如荣辱，应避高趋下、善居人后、不计地位；心境，应深沉宁静、仁爱结交、不求报答；说话，应恪守信用、清正廉洁、公平不倚；处事，应发挥潜能、行动圆融、合乎时宜。薛老至今仍活跃在临床一线，全心全意服务于病人，同时将自己生平积累的宝贵的学术经验传授后学晚辈，心无杂念，悉心关注杏林传承与发展。

三、天人相应，至尚和合

天人相应是求天道人道一致，自然宇宙和美，人体生理和谐统一，和合哲学思想的重要基础，薛老所追求的和合目标，以天人合一为至高境

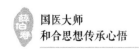

界。《汉书·司马迁传》说:"亦欲以究天人之际,通古今之变,成一家言。"《观物外篇》曰:"学不际天人,不足以谓之学。"此言人体组织结构、生理现象,以及疾病同自然界变化相对应的关系。人为小宇宙,薛老认为自然大宇宙的规律法则,可运用于人,自然科学发展,直接指导人体生命科学前进,而生命科学发展也可引领自然科学。《黄帝内经》从五方面论述了"天人相应"的学术思想,即人是忠天地自然的运动变化规律而产生;天地自然为人类提供了赖以生存的基本条件,只有与天地自然相适应才能正常生存;人体的生理结构、脏腑功能及其相互关系与天地自然相适应;人体的病理变化与天地自然有直接关系;"天人相应"是"四时五藏(脏)阴阳"理论的重要学术思想。

天人合一则是中国文化的终极归宿,天人合一的思维模式最能体现中国传统思维特点,天人合一的理想设定也最能体现中国文化人生观的终极理想,因而在根本意义上,天人合一观塑定了中国传统文化鲜明的民族特性。天人相应思想贯穿于中医学各个方面,三因制宜是天人相应主导思想的典型反映;针具取"九",是为了法天则地,实现天地人的和谐与共;人似草木,草木像人,草木之特性和人之特性一样,均受天纪地理的影响,这种影响直接从药物的功效上反映出来,在人体中起纠偏趋全的作用。《素问·生气通天论》曰:"夫自古通天者,生之本,本于阴阳。天地之间,六合之内,其气九州、九窍、五脏、十二节,皆通乎天气……苍天之气,清静则志意治,顺之则阳气固,虽有贼邪,弗能害也,此因时之序。故圣人传精神,服天气,而通神明。"薛老认为天人合一指导临床意义重大,不仅医者应树立天人合一的观念去诊疗病人,而且还要指导病人自己主动去按照天人合一的思想来调节养生修炼，讲究顺自然，如"春夏养阳，秋冬养阴"，讲究处无为之事，防患于未然，以"不治已病治未病，不治已乱治未乱"，以求人体生理阴平阳秘，阴阳和合。

第二节　贯彻和合思想，指导论治用药大法

薛老尤擅于将和合思想融入临床实践中，用以指导临床论治，故精于立法遣方用药。方以药成，方从法出，法随证立，而以法统方。薛伯寿国医大师和合思想所贯穿的论治用药大法，回归了中医本原的整体疗效优势，彰显了中医文化的博大精深。

一、勤求古训，博采众方

《伤寒杂病论》云："勤求古训，博采众方，撰用《素问》《九卷》《八十一难》《阴阳大论》《胎胪药录》并《平脉辨证》，为《伤寒杂病论》合十六卷……夫天布五行，以运万类，人禀五常，以有五藏（脏），经络府俞，阴阳会通，玄冥幽微，变化难极，自非才高识妙，岂能探其理致哉。"薛老步入医林近半个多世纪，他遵仲景之意，勤求古训，博采众方，研读经典，广涉医籍，精中华文化及中医文化于一身，更精于学以致用，临证每每收效甚佳。纵览古今圣贤，无不"勤求古训，博采众方"而实现"登堂入室"。赵绍琴忆述其父赵文魁时言："焚膏继晷，三更不辍，凡《黄帝内经》《伤寒论》《金匮要略》《本草经》《脉学》《温病条辨》《医宗金鉴》等莫不背诵如流……入太医院医学馆学习，由于基础好，加之学习刻苦，所以历次例试名列前

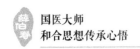

茅。"南北朝医家谢士泰《删繁方》博采诸家，删繁存要，既有理论阐发，又有良方妙剂，理法方药俱全，尤以"五脏劳论""六极论"等最具学术价值，体现谢氏在脏腑辨证论治方面的学术成就。薛老擅于将理论学习融合到临证工作中，将各家之长汲取应用于诊疗过程，这其中包括历代各医家的特色学说及其方药，如取王清任的血府逐瘀汤加减治疗胸痹瘀阻等。

薛老认为中医文化相关的知识浩如烟海，学习首先要从重点入手，经典医籍必须熟读熟记，再广泛涉猎各家学说，重点是要阅读原著，要回归中医的本原。《素问·灵兰秘典论》曰："至道在微，变化无穷，孰知其原！窘乎哉，消者瞿瞿，孰知其要！闵闵之当，孰者为良！"中医临证之要，在于识病，辨证论治；辨证之要，则是掌握因证选方，因方遣药；欲为良医，当精其术也；欲精其术，当多读书、读好书，以其指导临床，故多读书，勤临证，此乃提高临床疗效之关键。《寓意草·先议病后议药》曰："治病必先识病，识病然后议药。"《儒门事亲》曰："不读《本草》，焉知药性？专泥药性，决不识病；假饶识病，未必得法；识病得法，工中之甲。"俗云"偏方治大病"，要知道云南白药、季德胜蛇药也属于偏方，谁敢轻视？又云："单方一味，气煞名医"，薛老非常重视单验方，认为很多名医很喜欢偏方，可谓"博采偏方治大病"，如蒲辅周、施今墨、章次公辈不胜枚举。勤求博采是成就大医的基本特征，薛老和合思想融合古训众方、经临证实践而形成独到的学术经验。

二、整体辨治，方证对应

中医学的基本特点是把人体看作一个整体，人与自然界又是一个整体，这种内外环境的统一性，都称之为整体观；辨证论治则是中医的又一特点，证是概括了产生疾病的各方面因素和条件，结合不同体质而形成，这里体现了整体恒动观的运用，也是中医的精华，通过调节整体而改善局部病变，就是中医药的一大特色。《素问·疏五过论篇》云："圣人之治病也，必知天地阴阳，四时经纪，五藏（脏）六府（腑），雌雄表里，刺灸砭石，毒药所主，从容人事，以明经道。"《素问·金匮真言论篇》云："夫言人之阴阳，则外为阳，内为阴。言人身之阴阳，则背为阳，腹为阴。言人身之藏府（脏腑）中阴阳，则藏（脏）者为阴，府（腑）者为阳。肝、心、脾、肺、肾五藏（脏）皆为阴，胆、胃、大肠、小肠、膀胱、三焦六府（腑）皆为阳。所以欲知阴中之阴，阳中之阳者，何也？为冬病在阴，夏病在阳，春病在阴，秋病在阳，皆视其所在，为施针石也。故背为阳，阳中之阳，心也；背为阳，阳中之阴，肺也；腹为阴，阴中之阴，肾也；腹为阴，阴中之阳，肝也；腹为阴，阴中之至阴，脾也。"继承传统中医学、发展现代中医学的关键是要创新与完善现代中医辨证论治体系，现代中医学辨证论治体系除了必须发展微观辨证，实行整体辨证、局部辨证和微观辨证相结合以外，还必须发展辨病论治，实行辨病论治与辨证论治相结合。无论是辨病论治，还是辨证论治，都必须整体辨证、局部辨证和微观辨证相结合，都必须坚持整体观念、系统思维、辨证分析。薛老尤其注重整体恒动辨证，倡导微观思维分析，这与其和合思想特色相一致。

薛老临床主要从整体辨证入手，方证对应是其实现和合目标的关键。方证对应必须是方剂与主证相对应，指证不变方亦不变，选方随证变，随证加减，是方证间病势、病位、病情、病性相对应，是一个动态对应或一

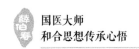
方对多证。《伤寒论》言："观其脉证，知犯何逆，随证治之""病皆与方相应者，乃服之"。喻嘉言曰："有是病即是有是药，见此症便与此方，是仲景活法。"《伤寒来苏集》曰："以方类证，以方名证，方不拘经。"《千金翼方》曰："伤寒热病，自古有之，名贤睿哲，多所防御，至于仲景，特有神功，寻思旨趣，莫测其致，所以医人未能钻仰。尝见太医疗伤寒，惟大青知母诸冷物投之，极与仲景本意相反。汤药虽行，百无一效，伤其如此，遂披伤寒大论，鸠集要妙，以为其方，行之以来，未有不验。旧法方证，意义幽隐，乃令近智所迷，览之者造次难悟，中庸之士，绝而不思，故使闾里之中，岁致夭枉之痛，远想令人慨然无已。今以方证同条，比类相附，需有检讨，仓卒易知。""方证"是《伤寒论》所独有的概念，张仲景把方剂名称作为证候的名称，以方名证，论中所言"桂枝汤证""柴胡汤证""承气汤证"等，即是以方剂来命名证候，强调方和证的对应关系，是方证对应理论的主要组成部分。薛老认为只要把和合思想置于临证诊疗的每个细节中，整体恒动思维微观辨证与方证对应的统一是可以有效实现的。

三、知常达变，和合为要

临证治病必求其本，求本贵在知常达变，而达变之法贵在精专博通，其要在知常病之变、知病位之变、知通达之变和知中药之变，只有这样，才能在临证中得到相互启发，起到举一反三之效。王应震曰："见痰休治痰，见血休止血，明得个中趣，方为医中杰。"《黄帝内经》曰："气反者，病在上，取之下；病在下，取之上；病在中，旁取之……去菀陈莝……开鬼门，洁净府。"《伤寒论》曰："见肝之病，知肝传脾，当先实脾。"在审证求机中做到如常达变、圆机活法，才能真正掌握中医辨证的实质和灵魂，周仲瑛教授总结出中医的辨证有"五性"，临床能熟练掌握证的"五性"，就能做到知常达变，即证的特异性，可变性，交叉性，夹杂性，非典型性（初期性证、过渡性证、隐伏性证和轻型性证）。薛老在临证中强调知常达变，应以病人为中心，道法自然，以整体恒动、微观思维辨证论治为出发点，调整阴阳平衡，以和合为要。

临证中每一位病人的病情在同类疾病中既有共性，又因其致病原因及体质状况等诸多因素的不同而具有个性，在掌握疾病共性的基础上，对其特殊性加以细心观察研究，对一些常法治疗乏效的病例，应考虑变通治之，有常法之策，更有变法之治。《石室秘录》言："变法者，不可以常法治，不得已而思变之也。"薛老临证常随病人证候与病势的动态演变而调整方药，知其变而变，知其不变而常，圆机活法，以至和合。如仲景言"观其脉证，知犯何逆，随证治之"，"随证治之"体现了中医治病的动态性，即"方随证转"，具体操作方法是"病皆与方相应者，乃服之"。《清史稿》言："盖病有见证，有变证，有传证，必灼见其初经传变，胸有成竹，而后施之以方。"如薛老在诊疗外感发热时，伴恶风寒者，常取荆防败毒散加减，若伴气虚者，则用参苏饮加减。

第三节　融会伤寒温病，提高外感热病疗效

薛伯寿国医大师继承发扬著名中医药学家蒲辅周老中医学术医疗经

验，通过多年临床实践，总结了系统的外感热病治疗经验，是目前国内善治热病的杰出临床家。老师在谈到外感热病的学习时候说，掌握外感热病的系统诊治，首先要精研《伤寒论》，融会贯通"伤寒""温病"和"温疫"学说，具体治疗过程中要重视病人体质、注意标本关系等。薛老的这些重要的诊疗经验，对于目前临床处理发热性疾病，包括免疫系统异常所导致的发热性疾病和急性传染病等，都具有非常重要的意义。随师会诊时也亲眼见到薛老运用这些方法，将一些非常顽固的发热性疾病，如呼吸机相关性肺炎、包括铜绿假单胞杆菌和胞曼不动杆菌等多重耐药的严重感染，起死回生，达到了西医学认为不可能的疗效。而薛老本着将宝贵学术思想尽可能地传授他人的思想，将关于外感热病治疗的经验，悉数传授弟子，并指导我们将之成文，已于《世界中西医结合杂志》进行连载刊登。全文贯穿一代宗师蒲老善治外感热病学术治疗经验的再传承：薛伯寿教授反复多次强调外感热病是铸就高水平临床人才的关键；治疗外感热病要领悟《黄帝内经》六淫、疫疬内涵本意，五运六气、四时节气与外感热病发生密切相关，要精研《伤寒论》深得其奥秘，要研究温病、瘟疫代表著作，掌握创新发展。若能融会贯通，从中必有自己的继承发展，方可提高疗效。处理好邪正关系注意兼夹；掌握标本关系而顾护胃气；明白病人体质有异，都是从不同方面论述如何可提高临床疗效。由于薛伯寿国医大师关于热病的论述十分系统，也已经全文发表，并且由其学术传承人薛燕星师姐负责编著的《蒲辅周医学真传·外感热病传承心悟》一书也已出版，因此有关外感热病的具体内容本书就不再赘述了。

第四节　追求至道在微，强调宏观微观辨证

至道在微是我国重要的一个哲学思想，老子在《道德经》里面对它有一个系统的表述和分析，《黄帝内经》成书时受其影响很深。《道德经》云："常无，欲以观其妙；常有，欲以观其徼，此两者同出而异名，同谓之玄，玄之又玄，众妙之门。"故研究自然科学、社会科学等，必须本老子宏观与微观双方面求索发扬创新。"有生于无"，至道在微，"微"亦指道，"至道无名"，此是中华文化的重要特征表达之一，亦为中医和合哲学所追求。《素问·阴阳离合论》曰："阴阳者，数之可十，推之可百；数之可千，推之可万。万之大，不可胜数，然其要一也。"《素问·五运行大论》又强调论述到："夫数之可数者，人中之阴阳也。然所合，数之可得者也。夫阴阳者，数之可十，推之可百；数之可千，推之可万。天地阴阳者，不以数推，以象之谓也"。这种阴阳的无限可分从源头上强调了中医学宏观辨证和微观辨证的关系。当然，至道在微，重视微观辨证肯定还不能忽视整体，不能忽视人的生理活动、社会活动，不可脱离社会自然规律来进行，也就是要符合天道、地道。薛老结合自己的人生观、价值观，结合临证实践悟道，对至道在微有深刻理解与认识，强调同时重视宏观微观，强调微观要与宏观相适应，强调和合思想不要脱离阴阳学说、五行学说、八卦学说等基本思想的指导。

一、宏观微观辨证相合，凸显中医整体疗效优势

宏观辨证是当前中医临床最常用的辨证论治形式，其特点是对疾病能因人、因时、因地制宜，注意局部与整体的关系，治疗时既注意祛邪也重

视扶正，在宏观、定性、动态方面的研究有独到之处，基本把握住了疾病的本质，因此有着其他诊疗方法无法比拟的优越性。薛老认为：思维微观为中医治病必求其本的中医内涵，历代名医思维微观分析领悟，至今仍是超时代的水平，中医必须继承发扬当今所谓微观辨证，它是中西医结合的产物，是中医现代化的具体表现之一，它是指在中医基础理论的指导下，运用现代医学影像学检查、内镜检查、实验室检查、病理组织检查，甚至基因检查等先进技术，旨在从器官水平、细胞水平、亚细胞水平、分子水平、基因水平等较深层次上辨别，从而为临床诊断治疗提供一定客观依据的辨证方法。微观辨证是宏观辨证的深化和补充，通过病证结合、宏观与微观结合以寻求中医"证"的共性与个性指征，结合中药方剂的特点从化学角度分析多组分、作用于机体的靶点（即多环节的复杂体系）与中医"证"的相关性，建立以证候多维靶点为目标的中医辨证论治新体系。

基于辨证论治模式的宏观与微观辨证相结合，有助于中医整体疗效优势的发挥。微观辨证的内涵包括应用现代实验技术、阐明证的物质基础、建立证的微观标准，在辨证微观化的实践过程中，微观与宏观并非等价，微观现象难以逆推宏观证候，微观辨证必须有独特的证型分类，必须有对应的论治方药。微观辨证是宏观辨证的延伸与发展，是中医和合文化所指引的必然趋势，在弘扬中医药疗效方面具有一定的特色。

薛老经常指出，早在叶天士卫气营血辨证中关于血分阶段凉血活血的治疗，与现代医学血管播散内凝血的治疗原则异曲同工。这说明中医学不仅重视宏观辨证，更重视思维微观辨证，中医学是宏观辨证和微观辨证的很好结合。这种微观辨证更注重于思维方面的微观辨证，其重要性远较现代医学还原论的微观辨证为大，能够很好地指导中医的临床实践，对于制定中医药治疗方案起到很重要的作用。在临床诊治过程中，注重细节，探幽索微，治病求本，也都是中医微观辨证的体现。

薛老在交谈中指出，人们认识宏观世界的能力在某一阶段是有限的，认识微观世界的能力也是有限的，夸克也不是最小的单位，将来的微观世界比现在的微观还要更微观。但是，思维的微观是无限的，思维的宏观也是无限的。认为中医学没有微观认识是不对的，至道在微，为什么中医与西医相比处于劣势，就是因为中医追求思维的理性方面实验处于劣势。老子非常重视理性认识，中医学藏象学说就包括很多：印象 - 意象 - 法象，印象是最基础、最直观的东西，意象是较为深层的，而法象是更深层的，是由辩证思维出来的东西。中医宏观医学中蕴藏着微观内涵，薛老认为必须还原中医临证思维，才有可能实现对其全面清晰的认识与挖掘。

二、中西医结合明主随，回归中医思维模式主流

薛老强调在中医临证中要重视宏观辨证与微观辨证二者结合，做到与时俱进，但又不能盲目跟进而丢了自己根本的东西。中西医之间存在着共性，有结合的基础，但结合过程，是两种医学从差异、互补逐步走向渗透、融合的过程，不可能一蹴而就。中西医结合是中医学和现代医学现实并存的必然结果，是科学发展和科学研究走向交叉综合、系统化、国际化和多元化的必然趋势，中西医结合医学经历了半个多世纪的自主创新，在临床、实验研究等方面有一定成果，但目前尚处于发展的初级阶段，还存在不成熟之处，故应该具备"和而不同"的远见和胸怀，努力创建一套

独立、完善的理论体系，让中西医结合医学取得更多突破性进展。制定中医、中西医结合临床治疗指南时，应基于现有研究基础，优先考虑临床证据来源充分的疾病；确定临床问题时，应从疾病的总体出发，"证候"从属于"疾病"之下；临床问题的确定，应考虑临床工作者和科研人员关注的问题；应运用复杂干预的理念方法，突出整体思维优势；"辨病"与"辨证"相结合，加强以疾病中医辨识为中心的基础研究，从整体动态的高度把握疾病和证候的变化规律等。由此可见，中西医结合中仍存在诸多不足，中医的疗效优势趋于被掩盖，故薛老常指出中西医结合的大方向是有利于中医药发展的，但要谨记"我主人随"的中医主导模式。

薛伯寿国医大师在多年临床实践中，注意学习和掌握现代医学技术知识，提倡中西医兼收并蓄，取长补短，融会贯通，西为中用。认为用科学的方法检查化验是必要的，中医四诊，过去多以直观为据，此为历史条件所限，借用当今仪器设备，丰富发展中医四诊理所当然，他看病时，非常愿意搞清西医学诊断，某些病搞清诊断，对辨证论治有益无损。中医思辨的奥秘就是追求微观，"至道在微""无则观其妙"，"无"即追求思维中的微观认识。他常说西医是自然科学发展的结果，微观认识的水平尚在不断提高，历代著名中医的思维中探求的微观分析是超时代的。随着当今自然科学的发展，微观水平不断提升，既有益于中医的继承，更有益于中医的发展创新。他常说："现代中医师应在谙熟中医理论的同时，注意学习和运用现代医学技术的检查手段，输液调整电解质紊乱、激素的运用、输血等都是自然科学发展的结果。中医也必须掌握运用，即是融汇新知。"在临床用药中亦吸收大量西医药理知识，如黄连、黄芪、天花粉、玄参、苍术有降血糖的作用，汇参中医的理论应用之，偏热象的用黄连，偏气阴虚的用党参、麦冬、黄芪、天花粉、山药。应用乌贝散治疗胃溃疡，取其现代药理研究，贝母有治疗溃疡的作用，薛老在治疗胃病时常用。黄芪、女贞子有提高免疫、升高白细胞的作用，对于免疫力低下的人常用之。又如认为四妙勇安汤的当归有改善微循环的作用，许多炎症反应局部存在微循环障碍，心脑血管粥样硬化易致炎症反应，治疗中也可融入四妙勇安汤；尤其是感染性休克的病人，在辨证论治中，倡导加入四妙勇安汤可提高疗效。

近代以来，西学东渐，护佑了中华民族数千年的传统医学受到了西医学的挑战与冲击。西医讲实据，重实验，而中医缺少具体实验，多侧重理论推演和临床观察总结，不可否认，实验技术越来越发达的今天，我们取得了一些研究成果，为中医的现代化做出了贡献。薛老强调，中药药理作用的应用亦要以辨证论治为前提。举个例子，一个四逆汤证的高血压病人，你觉得该把甘草的量减下去；来了一个心悸、脉见结代同时患有糖尿病的病人，该用炙甘草汤，你却要考虑甘草的量不能用大了。理由很充分啊，实验证明，甘草有类似糖皮质激素的作用啊，会导致水钠潴留、也会升高血糖。不仅仅是甘草，更常见的，一见化验指标提示病毒感染，方子里大青叶、板蓝根就用上了，而不是首先去考虑阴阳寒热、表里虚实。临床上这样的情况并不少见，这和中医辨证思维是否冲突？用现代药理研究的成果去决定中医用药的取舍，似已成为了一个常见问题。不可否认，现代医学药理研究对中医药的深层次开发起着不可磨灭的作用。比如血脂康、愈风宁心片、速效救心丸、参附注射液，这些经典药物，皆是在中医药的理论指导下结合现代医学研究研制出来的。但这些从中医宝库中提炼

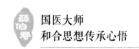
出的精华在临床应用中失去了辨证思维指导，其应用靠的只是某药治某病的线性思维。以速效救心丸为例，其主要成分为川芎、冰片，可行气活血、祛瘀止痛、芳香开窍。用于缓解胸痹心痛，临床多有效验，且不良反应小，但也有例外者，尤其是用于食滞型胸痹病人多无效，究其原因还是药证不符。想起张珍玉老先生的一句话，"治失眠，一斤酸枣仁比不上一片安定。"确实，中药抗癌力量再大，也没有化疗药对癌细胞的杀灭作用大。因此，薛老常对我们学生讲，要重视中医辨证论治个体化优势，一人一方，结合现代医学研究成果的同时绝不能离开中医理论的指导，我主人随。

中医药学发展的过程就是继承和创新相结合的过程，中医药学在长期的历史发展中，形成了系统的理论和丰富的经验，几千年来为中华民族的繁衍昌盛做出了不可磨灭的贡献。王永炎院士曾说："中医药的生命力在于疗效，千百年来，如果中医药没有疗效，人民大众谁还会去看中医吃中药。"王永炎院士认为，当前已是东学西学兼收并蓄、科学人文融合互动的新时代了，中医讲天人相应、辨证论治、神形一体，中医学有着鲜活的临床经验和深厚的文化底蕴，具有原创的思维及原创的成就，中医药的科学与文化是水乳交融的，科学、人文合而不同、互补互动，中医药学是以科学精神体现人文关怀的典范。中医学在中国传统文化的大背景下产生，具有鲜明的传统文化特征，传统中医学与西医有着截然不同的思维模式，具有整体观、辨证论治、平衡观和恒动观等特点，要继承和发展中医学，就必须从中国传统文化中寻求根本，了解古人的思维模式，掌握并建立起中医思维模式。中医药学发展和中西医结合研究思维模式，可以从五个方面解释，即以中医形象思维思辨学为指导，以中医基础理论为"体"，以现代科学技术方法为"用"，以临床疾病为切入点，以"法"求"理"。薛老认为在明辨主随的中西医结合中，尤其是在宏观辨证与微观辨证的结合中，更能发挥中医临证思维模式的优势，而寻求至道在微之效果。

三、至道在微变化无穷，谨守中华和合思想境界

薛老指出中医之至道在微，当属于中华和合哲学范畴。《尚书》曰："伏羲、神农、黄帝之书，谓之三坟，言大道也。"《素问·灵兰秘典论》曰："心者，君主之官也，神明出焉……故主明则下安，以此养生则寿，殁世不殆，以为天下则大昌。主不明则十二官危，使道闭塞而不通，形乃大伤，以此养生则殃；以为天下者，其宗大危，戒之戒之！至道在微，变化无穷，孰知其原！窘乎哉，消者瞿瞿，孰知其要！闵闵之当，孰者为良！恍惚之数，生于毫牦，毫牦之数，起于度量，千之万之，可以益大，推之大之，其形乃制。"中医学发展模式是推新存旧、多元包容式，在中医学术发展史上，创新包括理论范式的改变，乃是合时而发，应运而创，张仲景的《伤寒杂病论》，以其"经验-案例式"的范式，是对《黄帝内经》"理论-整体"范式的突破，也是一次范式转换，机缘是在汉代多次大疫下医家们的实践，其后如金元四家又以其"理论-机要"范式第三次突破。中医药学的发展，变化无穷，但总是在一个和合的大方向趋势下指及至道。

薛老在临证遣方用药中，无不体现至道至微，方证效和合对应。《医学

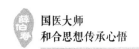
源流论》道："古方所以有攻补同用之法，疑之者曰：两药异性，一水同煎，使其相制，则攻者不攻，补者不补，不如勿服；若或两药不相制，分途而往，则或反补其所当攻，攻其所当补，则不惟无益，而反有害，是不可不虑也。此正不然，盖药之性，各尽其能，攻者必攻强，补者必补弱，犹掘坎于地，水从高处流下，必先盈坎而后进，必不反向高处流也。如大黄与人参同用，大黄自能逐去坚积，决不反伤正气；人参自能充益正气，决不反补邪气。盖古人制方之法，分经别脏，有神明之道焉。"中药有四气五味，即寒热温凉与辛甘苦咸酸淡，若四气五味和而用之，则变化无穷，如辛甘发散，苦辛通降，辛凉清热，苦温燥湿，苦温益气，甘寒养阴，酸甘化阴，辛甘化阳等，经妥善配伍，可合病情、应四时、扬其长、避其短、制其过、去其毒，使药尽其用。张景岳《质疑录》曰："人身之病，变化无穷，其治法则千变万态，原不可以一例也。"如八法中之和法，《医学心悟》言："有清而和者，有温而和者，有消而和者，有补而和者，有燥而和者，有润而和者，有兼表而和者，有兼攻而和者，和之义则一，而和之法变化无穷焉。"

"五老上书"全文

对修订中医学院教学计划的几点意见

我院五六年级学生即将毕业了，这是我国第一批中医正规大学的毕业生，是中医教育的一件大事，是贯彻执行党的中医政策的又一次胜利。无疑地他们将负担起继承和发扬祖国医学的重大任务。唯这批毕业生的质量，虽然看来基本上能够达到培养目标的要求，但如果严格说起来，特别是在中医学术水平方面，还有不足之处，还不够理想。因此我们认为有必要吸取几年来的教学和临床实践过程中的一些经验加以改进，使今后更为符合要求，培养出质量更高的中医后继人才。

据我们了解，我院这批毕业生的中医学术水平，对常见疾病一般说可以独立诊治，对某些疾病已达到一定的疗效，对中医理论、概念虽然较明确，但能熟读熟记的较少；掌握的方剂、药物也还不够。特别是阅读中医古书尚有困难，运用理法方药、辨证施治处理疾病尚欠正确，看来基本功打得非常不够。

似乎要用成为一个"高级中医师"的标准来衡量，还嫌不足。这班毕业生在毕业实习和写毕业论文时，自己感到空虚，一再要求补课，并提出

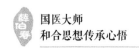

补课的具体内容，如《黄帝内经》需要讲某些篇的原文，在写论文时，提纲拟好了，文献资料的搜集还不熟悉；有的想到某一理论，但不知出于何书，感到似是而非，在毕业实习时，有时老师说一方剂，学生开不出药味，甚至连方名还不知道等。总的看来中医理论和临症还学的不深不透。

根据以上情况，中医学院教学计划，实有讨论修改的必要。为了培养质量更高的中医后继人才，为了对党和人民负责，根据几年来我们在教学和指导临症实践中的经验，结合个人的一些看法，提出下列意见和建议：

一、过去的一点经验

据我们了解，过去从师学医，老师选择对象，首先要求文章要通顺。拜师以后，头两年学习内容主要是诵读，如《黄帝内经》（多数读《黄帝内经》节本）、《伤寒论》《金匮要略》，以后《脉诀》《药性》《汤头》等书读得烂熟，甚至要求某些注解都要能记住，同时为老师抄方；第三年以后，老师重点讲解和指出必读书籍，一面钻研，一面为老师作助诊工作，一般是半天临症半天读书，五年期满，老师认为有足够自行开业的能力时，才同意出师。如没学好，也可能要更长时间才出师的。出师以后有个别家庭经济好的，并不积极挂牌开业，还要从名中医"参师"，这种参师学习，时间不是太长，三个月或五个月，以能接受老师独特的学识经验为主。清代著名医学家叶天士，曾从十七位老师学习，就是采取的这种方法。这是过去中医带徒弟的一种较好的方式。这样带出来的徒弟质量较高，将来的成就也较大。

总之学中医要有相当的中文水平，这就为钻研医学文献打下了基础。

有两三年的诵读功夫，使中医的一些基本理论和具体方药皆能烂熟于胸中，应用起来就能左右逢源，得到豁然贯通之妙。这种诵读的基本功，如果建立的深厚，将终身受用不穷。再有两三年时间的半天临症和半天读书，有较长的临症时间，对四时多变的多种疾病，都有机会接触和亲手诊治的经验。一些真才实学的中医都是这样学习来的。

从上述经验来看，中医学院的毕业生，主要是学习中医的时间太短，六年制的中医学院，实际上学习中医只有三年。用三年多的时间要求学好中医，时间上显然是不够的，此其一；在教学方法上，中医学院是按照现代正规大学的办法，实践证明优点很多，但忽略了过去教学的某些优点，如要求学生背诵和指导读书方法等，因之，学生没有练好基本功，此其二；高中生的古文程度太差，医古文仅数十学时，又未尽要求背诵，是以不可能突破文字关，此其三。……（以下缺如）

二、培养目标问题

中医学院培养目标是高级中医师，学制是六年。这两点应该肯定，不可动摇。政治、体育课不在讨论范围。主要问题在于中医、西医课的对比和内容的具体安排，普通基础课，生理、化学课是为西医课服务的，医古文课是为中医课服务的。中医院校加西医课，其目的在于：使现代的中医师，具备一些自然科学和现代医学的基本知识，为将来医学科学研究工作打下基础，这是必要的，也是可以理解的。但必须在保证学好中医的前提下加西医课。过去的教学计划，两年半学完中医课，两年半学完普通课和西医课。中西课时数（不包括临床）的对比是 1∶1，这似乎是培养中西兼通

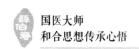
的教学计划，因而西医没学好，中医也没学深透，因此培养目标就需重新考虑了。

我们意见：用一年半时间学习中医基本理论和临床，用三年的时间学习中医临床各科结合实习。共四年半学习中医，另一年半学习普通课（包括古文）和西医学课。这样大体上可以保证学好中医。课程具体安排另作讨论。

原订的中医学院教学计划培养目标："具有现代医学知识"建议改为"具有一般的现代医学基本知识"，对学生专业具体要求仅"能解决工作中的实际问题"一句，不够具体，需再讨论补充。

三、中医课程内容安排问题

中医学院现行教学计划所设置的15门中医专业课程，通过六年来的教学实践还是适合的。尤其是卫生部直接领导的五个中医学院所编的讲义，有系统有条理，简明扼要，文字浅近，对目前一般高中生水平来说，还是适合的。因此我们认为这15门讲义，基本上还可以用。不过为了不断提高教学质量，并与教学时数的增加相适应起见，都有重新安排补充教材的必要。例如，增加到488小时，是不是原来的《内经讲义》不适用了呢？我们认为原讲义仍然适用，因为它简明浅近，新入学的高中生容易接受，可以在70～80小时内讲授完毕，使学生对《黄帝内经》有了一个总的概念，也是对祖国医学理论有了一个大概轮廓。然后再精选《素问》《灵枢》两书里的原文（也可删节）100篇左右，在300小时左右精讲，务必将每篇大的原则，细的节目解释得清清楚楚，解释的深度应按各篇具体情况而定，它可以适当地详细，足够地理解到彻底分析每个前缀、后缀，单词、术语、思想或思想群。通过这样较精确的深度，从而获得中医学术基础理论的实质。其他各科也可以按此类推，适当地选授一些与该科有关的原文。这样讲义和补充教材相辅而行的优点有三：首先是充实了讲义的内容，大大加强了讲义的深度；其次是增强了学生阅读古代著作的能力，给他们今后钻研的一把开关的钥匙；第三真正保证了教学质量，使教与学方面都获得不同程度的提高。现在北京中医学院毕业班学生，脑子里装有不少似是而非，似懂非懂的东西。例如，他们经常讲"肝肾同源"，问他如何同源？没有一个同学能在基本理论中找到答案。有的看到"肝为妇女之先天"一语，竟以为妇女身上真有个与男子不同的"先天"似的。所以最近绝大部分学生提出补讲《黄帝内经》原文的要求，甚至有的还提出具体要讲"至真要大论""调经论""灵兰秘典论"。这就是他们最近在临床上深感理论不多，理论不深，联系不起来，解释不下去，因此才提出这种急不可待的要求。根据这种情况，如果不采取讲义与教材相辅而行的办法，很难设想今后学生的质量是否可以提高。

四、大力提倡（包括背诵的）读书风气，练好基本功

根据学习中医的特点，单靠课堂讲授还不解决问题，课堂讲授的时间加得太多也不是最好的办法。最好是除课堂讲授以外要有充分的时间由老师带领指导学生读书，把"指导读书"一项正式列入教学计划的时数之内，只有课堂讲授与指导读书并重，才能学得更深更透。

中医学院应大力提倡读书风气。当然，在学校学习期间，都可以叫做

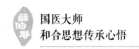
读书，这是广义的。我们所要提倡的读书，不仅可以帮助记忆，还可以帮助理解，许多不懂的东西，可以读之使懂，不通的可以读之使通，"熟读唐诗三百首，不会吟诗也会吟"，就是这个道理。从语言发展史讲，人类是从口头语到书面语，这是丰富知识最有效的办法。中医学院究竟该读些什么书呢？除15门讲义以外，我们认为各科都应增授"原文"的补充教材，这些教材一般是可以读的，例如精选的《黄帝内经》原文百篇，《伤寒论》原文，《金匮要略》和《本草》原文等，均可以读。读书的内容，应分作精读和泛读两种，精读不仅要求背诵，要读得深，读得细，读得透彻，还要翻来覆去地玩味，深思研究，甚至包括批注、做笔记等。泛读在一定程度上不要求那么深透，或者读懂了，或者能背诵了，或者是有一个较深的概念就行了。这两种读法可以相辅而行。只有精读没有泛读，所见者少；只有泛读，没有精读是无根之木没有基础。有了精读在语言文字方面下了功夫，便具有最基本的阅读能力（如词汇量，语法现象等），才可以进行泛读，精泛并举，是完全必要的。因此读书虽是一种方法，是学生自己的事，但一定要有安排和指导，我们所指出的新的学时计划，其中就安排了指导读书的时间，在这时间内教师要去亲自指导，主要指导学生如何读，包括选材料，个别讲解，组织讨论，做笔记，背诵等。因此，指导读书时间的重要性，并不次于课堂讲授。强调了这个时间的重要性，明确地列入教学计划，不能为任何时间所占有，才能保证练好"基本功"。

五、怎样突破文字关

中国文学与中国医学向来有密切的联系，历代的医学家大都具有很好的文学修养，因而他们的著作能流传于后代，而文学家也必然阅览过医学书籍。如《黄帝内经》是当作"子"书读的。远的例子不举，近年医家如曹家达、陈无咎、恽铁樵和陆士谔等，他们对中国文学均有著作。学习中医，不突破文字关，必不可能深造。"医古文选"这门课，就是为提高阅读中医古书而设立的，其用意甚善。唯过去课时太少，所选内容有局限性，而又没有要求精读背诵，因之达不到要求。我们建议，医古文选的内容须大大扩充，可选 100 篇左右的古文和 60 篇左右的医古文。其中还要包括一部分音韵学常识，熟悉和掌握一些词汇、意义等，同时要求学生在课余写些毛笔字，以便养成书写端正的习惯。

其他如：体育活动最好安排太极拳，如有条件，气功课可提前上，使学生在长时期锻炼过程中，既有深刻的体会，又可达到强身保健作用。

最后，建议在卫生部领导下，召集全院教师和学生代表开一次较长时间的教学会议，共同讨论。以上意见，仅供参考。

1962 年 7 月 16 日

秦伯未　于道济　陈慎吾　任应秋　李重人

结　语

　　该份工作在简单回顾薛伯寿国医大师学术发展史略的基础上，结合和合思想在中国传统文化发展史上的再追踪，重点从处世原则、临床诊疗等角度探讨了薛伯寿国医大师和合思想的渊源、主旨，以及薛伯寿国医大师对和合思想的传承，同时也运用循证医学的原则对薛伯寿国医大师和合思想进行了初步的循证研究，最后结合传承人自己的体会，分析了传承人对薛老和合思想的领悟。既往和合学说的研究或者单独注重哲学层面，关注和谐等概念，或者医家以和合作为中医治法的主要原则来进行治疗，但是薛伯寿国医大师将哲学的"和合"和医学的"和合"很好地结合起来，以哲学的和合指导医学的和合思想，达到了"和合"的境界。最终该项研究把薛伯寿国医大师和合思想的主旨归纳为"道尊中和，合而不同；合其不和，以致和合"。

　　我们知道既往的传承研究大多是薛伯寿教授某某方治疗某某病或运用某方（法）的经验总结等层面，本文在深刻学习导师学术经验的基础上，重点从"道"的层面阐明薛老"和合"思想的内涵及其在临床、修身中的体现。同时将薛伯寿国医大师和合思想高度归纳，起到了传承的作用。同时，本文还尝试总结了薛伯寿国医大师其他的学术思想，以为后来者抛砖引玉。

参考文献

[1] 薛伯寿.蒲辅周医学真传：外感热病传承心悟.北京：人民卫生出版社，2015：143.

[2] 高辉远.先师蒲辅周经方时方妙用临证实践录.中医药学刊，2001，19（4）：300-302.

[3] 蒲志兰.中医临床家蒲辅周.北京：中国中医药出版社，2004：312-313.

[4] 薛燕星.提高中医临床疗效的关键点——整理薛伯寿教授继承蒲氏学术思想有关谈论.世界科学技术-中医药现代化，2010，12（5）：691-694.

[5] 姚魁武，薛燕星.四逆散治愈小儿咳嗽1例分析.中国中药杂志，2009，34（14）：1861.

[6] 张立文.和合哲学论.北京：人民出版社，2004：38.

[7] 张立文.和合是21世纪中华文化的主题.深圳大学学报（人文社会科学版），2003，20（1）：42-49.

[8] 张立文.和合学概论——21世纪文化战略的构想.北京：首都师范大学出版社，1996：12.

[9] 金坚范.和合文化之浅见.第三届海峡两岸中华传统文化与现代化研讨会·咸阳，2005：18-23.

[10] 樊永平，薛伯寿.薛伯寿临证经验特色.北京中医药，2011，30（1）：19-23.

[11] 王映辉，张润顺，吴洁，等.名老中医经验传承研究模式探索研究.中国中医基础医学杂志，2008，14（6）：417-418.

[12] 袁长津.从中医与中国文化的渊源关系论中医学术的传承与创新.中医药导报，2008，14（1）：3-6.

[13] 薛燕星, 姚魁武. 诊治外感热病为提高中医学术及医疗水平的关键——薛伯寿教授治疗外感热病学术思想系列之一. 世界中西医结合杂志, 2011, 6 (7): 553-554.

[14] 邱传舜. 薛伯寿治疗发热医案 4 则. 中医杂志, 2000, 41 (11): 659-660.

[15] 薛燕星, 蒲永文. 薛伯寿治疗发热验案 6 则. 中医杂志, 2004, 45 (7): 498-499.

[16] 刘文军, 薛燕星. 薛伯寿谈治疗外感热病应知患者体质有异. 北京中医药, 2010, 29 (8): 590-591.

[17] 薛伯寿, 薛燕星. "火郁发之"的运用. 中医杂志, 2004, 45 (11): 862-864.

[18] 蒲永文, 李薇. 薛伯寿从肝论治胃病经验. 中医杂志, 2006, 47 (7): 495-496.

[19] 蒲永文, 唐建伟. 薛伯寿教授活用调肝诸法治疗高血压病经验举隅. 中国中医基础医学杂志, 2004, 10 (12): 63-64.

[20] 赵玲, 李达, 薛燕星, 等. 薛伯寿教授临证运用四逆散经验举隅. 新中医, 2007, 39 (3): 74-75.

[21] 石瑞舫, 薛燕星. 薛伯寿教授临证经验拾零. 新中医, 2011, 43 (7): 182-183.

[22] 王琦. 师承论. 中医教育, 2006, 25 (3): 65-68.

[23] 孟澍江. 根深才能叶茂——也谈中医药学术的继承与创新. 上海中医药杂志, 2001, 35 (7): 4-7.

[24] 郭飞. 科学史中的师承关系初探. 西华师范大学学报(哲学社会科学版), 2006, 21 (4): 42-46.

[25] 郑炳生, 何学敏. 中医师承教育的回顾与展望. 中国高等医学教育, 1993, 12 (5): 19-20.

[26] 赵红蕾. 从中医师承教育看教育体制创新的另一种可能. 教育研究, 2010, 28 (9): 169-170.

[27] 范绍荣. 注重师承教育, 完善中医药人才培养. 2008 年安徽中医药继承与创新博士科技论坛论文集, 2008: 114-115.

[28] 孙霈, 杨洋, 杨嘉颐, 等. 中医学专业学生拜师会的实践与探讨. 中医教育, 2009, 28 (4): 80-82.

[29] 王亮. 中医师承教育思考. 中医研究, 2010, 23 (6): 9-11.

[30] 殷平善. 中医药师承制教育质量的保障和监督. 中医教育, 2004, 23 (2): 43-46.

[31] 盛国光.“和”之为义及其在中医学中的体现.中医杂志,2006,47(6):410-411.

[32] 王小平.中医学合和思想研究述要.山东中医药大学学报,2001,25(1):418-420.

[33] 张莘航,何新慧.哲学之和与中医之和.医古文知识,2005,(4):4-7.

[34] 冯颖红.论中国“和合”哲学思想的时代价值.广东社会科学,2008,(3):65-70.

[35] 王永炎,黄启福,鲁兆麟,等.中医药学学科方向的变革与创新.北京中医药大学学报,2011,34(1):5-11.

[36] 刘清平.儒家“和而不同”观念刍议.人文杂志,2010,19(5):51-56.

[37] 杨华祥.老子中和观对现代社会的启示.贵州社会科学,2007,213(9):65-68.

[38] 吕有云.论道家虚静之道与当代人生命健康.学术论坛,2010,234(7):16-20.

[39] 林可济.“天人合一”:东方基本思维模式的哲学表达——季羡林关于“天人合一”的《新解》与《再思考》.福建师范大学学报(哲学社会科学版),2009,159(6):33-37.

[40] 孙勇才.天人合一:人与自然和谐的文化意涵.东南大学学报(哲学社会科学版),2008,10(2):13-16.

[41] 苏晶.脾胃是五脏和合的中心——半夏泻心汤的运用体会.北京中医药大学学报,2010,33(2):77-79.

[42] 邢袁玲.《伤寒论》药对组成方式中七情和合之举隅.中国当代医药,2009,16(6):74-75.

[43] 李文泉,权红,高剑虹,等.方和谦创“和肝汤”的组方原则和临床应用.上海中医药杂志,2008,42(2):1-3.

[44] 杜运辉.我国哲学界关于“和合学”的讨论.高校理论战线,2008,(5):44-50.

[45] 赵风远.庄子生态“和合”观的审美内涵.求是学刊,2007,34(6):131-134.

[46] 叶玲君,董平.天台山——“和合文化”之源.浙江大学硕士学位论文,2008:1-35.

[47] 张瑞涛.和谐社会与和谐、和合哲学.青岛科技大学学报(社会科学版),2010,26(3):13-16.

[48] 黄英杰.走向“和合人”——中国教育视域中人的形象的嬗变.管子学刊,2008,14(3):101-107.

[49] 覃骊兰.试论中药配伍与中医阴阳学说.吉林中医药,2008,28(6):399-400.

[50] 刘舟，邓中甲.从中国古代尚"和"思想看中医方药配伍.时珍国医国药，2008，19
（6）：1484-1485.

[51] 傅延龄，蔡坤坐，宋佳.方药量效关系文献与理论研究思考.北京中医药大学学报，
2010，33（9）：601-606.

[52] 张德才.弘扬中华文化提高国家软实力.理论前沿，2008，23（11）：37-38.

[53] 魏雷东.论中华文化的和谐意蕴.理论月刊，2010，（8）：45-48.

[54] 张其成，李艳.中医药文化研究的意义及其战略思考.中华中医药杂志，2006,21（2）：
67-69.

[55] 朱红英.传统中医文化的现代价值.医学与社会，2009，22（11）：24-25.

[56] 张国骏，焦锟.谈《伤寒论》中的恒动观.江西中医学院学报，2006，18（4）：5-7.

[57] 贾万国.张仲景的阴阳自和观.北京中医药，2008，27（6）：434-346.

[58] 许家松.中医"治未病"的丰富内涵及指导意义.世界中医药，2008，3（4）：195-
197.

[59] 史雪前，任金香，李峰，等.循证医学时代中医药研究的应对策略.云南中医中药
杂志，2009，30（2）：5-9.

[60] 段碧芳，刘建平.中医人文特征与循证医学评价方法.中医杂志，2007，48（4）：
314-316.

[61] 刘建平.循证中医药临床研究方法学.北京：人民卫生出版社，2006；86-89，173-
175.

[62] 吴启相.浅论汇通学派的形成及意义.中医临床研究，2010，2（14）：121.

[63] 张琪，曹震.孟河医派学术思想特色探析.江苏中医药，2007，39（4）：16-18.

[64] 刘喜明，路洁，苏凤哲，等.路志正教授调理脾胃治疗疑难病证的学术思想研究之
三——路志正教授调理脾胃的理论核心"持中央，运四旁".世界中西医结合杂志，
2010，5（6）：471-473.

[65] 何德昭.论"和"是张仲景学术思想的核心.中医药临床杂志，2006，18（1）：6-7.

[66] 张鹏飞.上善若水，为而不争：老子处世哲学的生命启慧.管子学刊，2011，24（1）：
84-87.

[67] 孟庆云.至道流行，徽音累属——2008年寄语.中国中医基础医学杂志，2008，14

（1）：12-14.

[68] 杨郧生．论天人合一观的文化特性．江汉论坛，2011，17（2）：117-121.

[69] 沈自尹．中医药的一大特色——调节整体改善局部．中国中西医结合杂志，2006，26（12）：1122-1125.

[70] 陈志强．创新辨证论治发展现代中医学——对现代中医学辨证论治体系的再思考．中国中西医结合杂志，2011，31（1）：104-106.

[71] 张兰凤，王阶，王永炎．方证对应研究．中华中医药杂志，2005，20（1）：8-11.

[72] 薛飞飞，陈家旭．对"微观辨证"的思考与展望．中医杂志，2007，48（2）：104-106.

[73] 谢立群，魏睦新．中西医结合教育现状的研究与思考．江苏中医药，2010，42（7）：63-64.

[74] 张建军．承上启下，任重道远——记中国著名中医内科学专家王永炎院士．首都医科大学学报，2011，32（1）：168-170.

[75] 尹冬青．论中国传统文化影响下的中医思维模式．医学与社会，2008，21（11）：12-14.

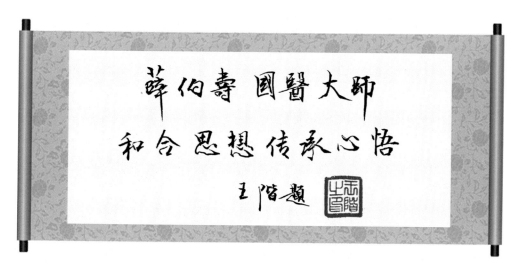

▲王阶教授题写书名

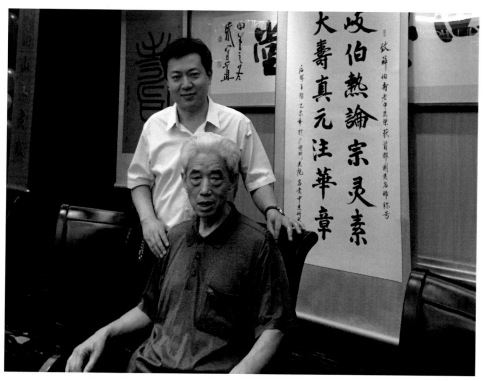

▶在薛老八十寿辰上的合影

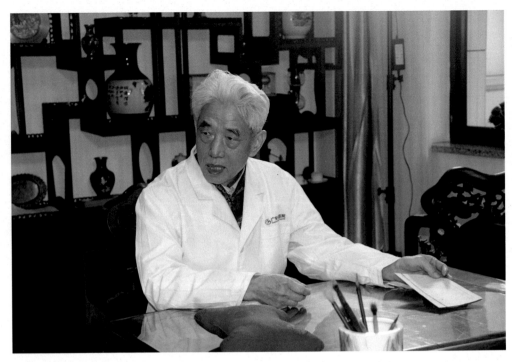

▲薛老在诊疗疾病

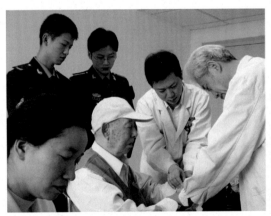

▲姚魁武教授辅助薛老为老红军诊脉

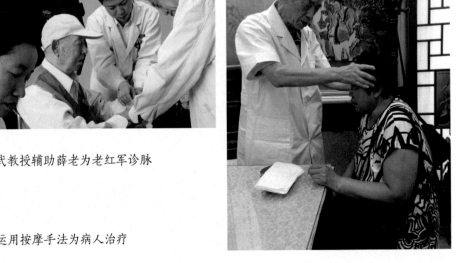

▶薛老运用按摩手法为病人治疗

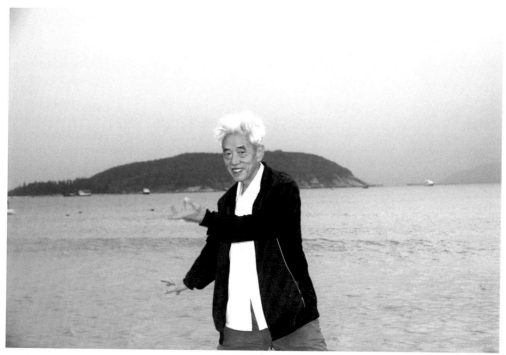

▲ 薛老在亚龙湾海边打拳

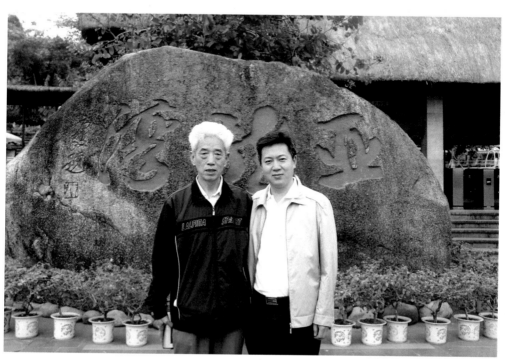

▲ 姚魁武教授和薛老在三亚

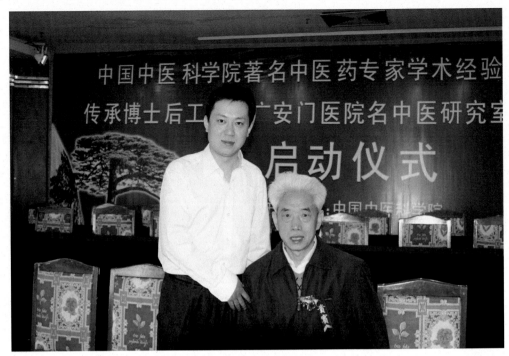

▲ 姚魁武教授和薛老在博士后工作站启动仪式上的合影

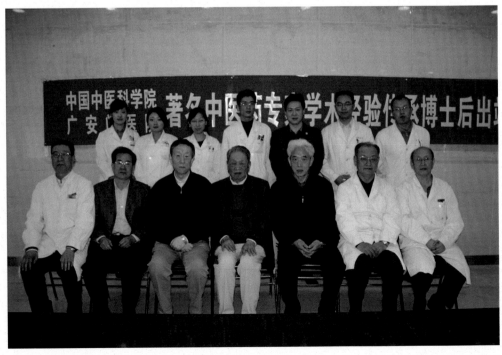

▲ 姚魁武教授博士后出站和与会专家合影

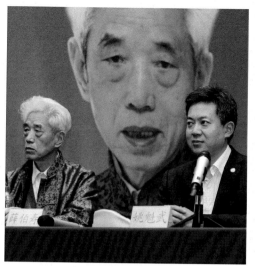

▲ 姚魁武教授与薛老共同主持和点评首届学术思想研讨会学术报告环节

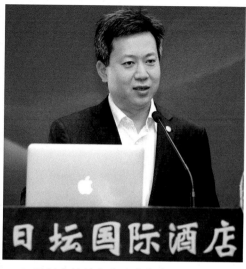

▲ 姚魁武教授在首届薛老学术思想研讨会上报告薛伯寿教授和合思想论文

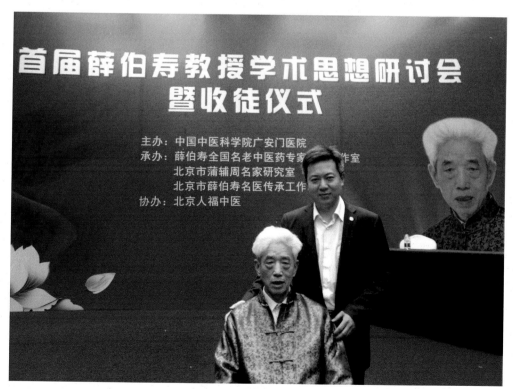

▲ 在薛老首届学术思想研讨会合影

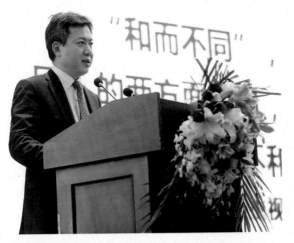

▶ 姚魁武教授在薛老第二届学术思想报告会上解读薛老和合思想之主旨——和而不同

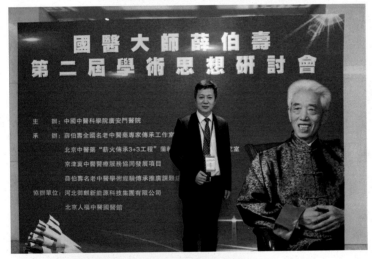

▶ 姚魁武教授在薛老第二届学术研讨会上

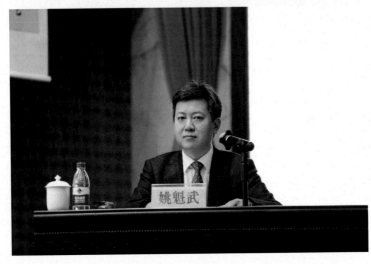

▶ 姚魁武教授主持第二届薛老学术思想研讨会学术报告环节

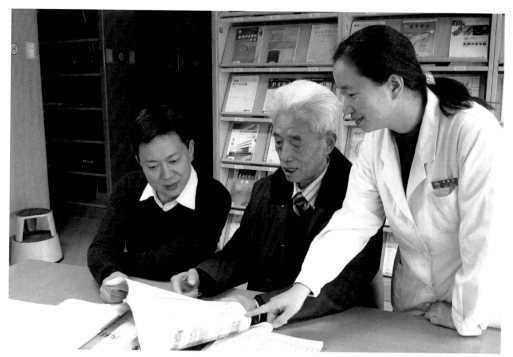

▲ 薛老在广安门医院图书馆指导作者和薛燕星师姐研读古籍

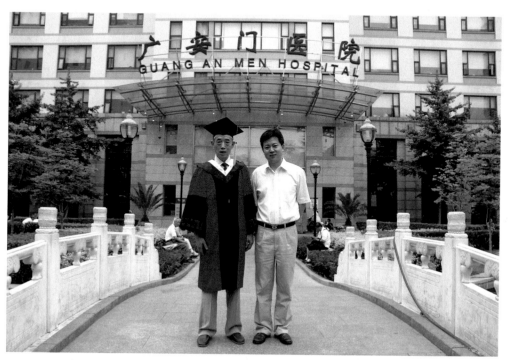

▲ 姚魁武教授和薛老在广安门医院

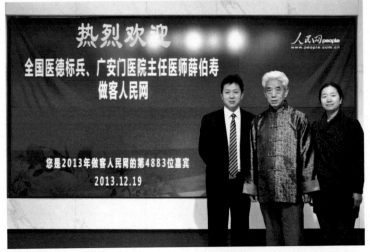

◀ 姚魁武教授陪同薛老参加全国医德标兵人民网访谈节目

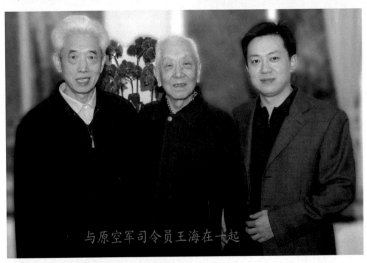

◀ 姚魁武教授陪同薛老为空军英雄王海诊病合影

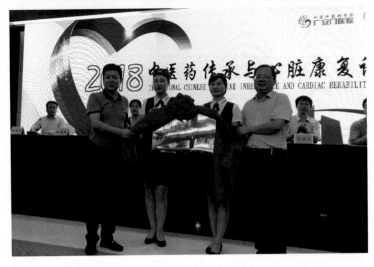

◀ 2018 年在临沂和临沂市中医院院长一起为薛老工作室临沂分站揭牌